Scoprire
LA NUOVA
MEDICINA
GERMANICA

Un approccio rivoluzionario alla salute e al benessere

AVVISO LEGALE

Questo libro ha lo scopo di fornire informazioni generali sulla Nuova Medicina Germanica (NMG), basate sulle idee proposte dal suo fondatore, il Dr. Ryke Geerd Hamer. Le informazioni presentate non devono essere interpretate come consulenza medica né sostituire l'assistenza professionale, la diagnosi o il trattamento medico fornito da personale sanitario qualificato.

Uso educativo e non medico
Le informazioni contenute in questo libro sono destinate esclusivamente a fini educativi e divulgativi. Non sono destinate a diagnosticare, trattare, curare o prevenire alcuna malattia e non devono essere utilizzate come base per prendere decisioni relative alla salute senza la guida di un medico o di un professionista sanitario debitamente qualificato. Consigliamo ai lettori di consultare un professionista autorizzato per qualsiasi dubbio sul proprio stato di salute.

Responsabilità del lettore
L'autore e gli editori non si assumono alcuna responsabilità per i risultati derivanti dall'uso improprio o scorretto delle informazioni fornite. Il lettore si assume la piena responsabilità per qualsiasi decisione presa sulla base dei contenuti di questo libro. L'applicazione di qualsiasi teoria, tecnica o

procedura menzionata deve avvenire sotto la supervisione di un professionista sanitario qualificato.

Conformità legale

Il contenuto di questo libro rispetta la libertà di espressione, ma non intende sostituire il quadro normativo e le raccomandazioni mediche basate sulle evidenze scientifiche attuali. Pertanto, l'autore e gli editori non si assumono alcuna responsabilità per eventuali danni derivanti dall'interpretazione o dall'uso improprio delle informazioni contenute in questo libro.

Esclusione totale di responsabilità

L'autore e gli editori declinano ogni responsabilità, diretta o indiretta, per qualsiasi danno fisico, emotivo o economico che possa derivare dall'uso delle informazioni contenute in questo libro. Questo libro non promuove né suggerisce l'interruzione di trattamenti medici convenzionali, né la sostituzione dell'assistenza medica professionale.

Scoprire la
Nuova Medicina Germanica:
Un approccio rivoluzionario
alla salute e al benessere

© 2024, di JD.
Tutti i diritti riservati

INDICE

INTRODUZIONE...7
Ryke Geerd Hamer: Biografia..12
Chapter 1: I principi fondamentali della Nuova Medicina Germanica..17
  • Origine della teoria delle cinque leggi biologiche...17
  • Lo Shock Biologico o Sindrome di Dirk Hamer (DHS)...19
  • Relazione tra psiche, cervello e organi..............21
       Cervello nuovo:..23
  • Introduzione ai Programmi Speciali Biologici (SBS).. 26
       Capitolo 2: le cinque leggi biologiche.............27
  • Prima legge: la legge ferrea del cancro e il DHS...27
  • Seconda legge: le due fasi di tutte le malattie.......29
     • Terza legge: il sistema ontogenetico delle malattie...32
  • Quarta legge: il sistema ontogenetico dei microbi. 34
  • Quinta legge: La quintessenza, il senso biologico speciale...37
Capitolo 3: il Programma Speciale Biologico (SBS): risposta naturale del corpo..40
  • Come si attivano gli SBS.................................40
  • Fasi dell'SBS: fase di conflitto attivo e fase di guarigione...42
Capitolo 4: Ectoderma...45
  • L'ectoderma: origine embrionale e relazione con i conflitti biologici..45
  • Tessuti associati..46
  • Conflitti associati...47

- Malattie associate all'ectoderma 49
  - Microbi e l'ectoderma: il ruolo dei virus nella guarigione 55
- **Capitolo 5.1: Mesoderma recente** **57**
  - Il mesoderma recente 57
  - Tessuti associati 57
  - Conflitti associati 58
  - Malattie correlate al mesoderma recente 61
  - Il ruolo dei microbi nella guarigione del mesoderma recente 63
- **Capitolo 5.2: Mesoderma antico** **65**
  - Il mesoderma antico 65
  - Tessuti associati 66
  - Conflitti associati 67
  - Malattie o patologie correlate al mesoderma antico .. 69
  - I microbi nel mesoderma antico 71
- **Capitolo 6: Endoderma** **72**
  - L'endoderma: origine embrionale e relazione con i conflitti biologici 72
  - Tessuti associati 73
  - Conflitti associati 74
  - Patologie correlate all'endoderma 76
  - Microbi e l'endoderma: il ruolo dei batteri nella guarigione 78
- **Capitolo 7: La lateralità biologica nella Nuova Medicina Germanica** **80**
- **Capitolo 8: Metodi di diagnosi** **83**
  - Introduzione alla diagnosi nella NMG 83
  - L'importanza della storia emotiva del paziente 87
  - Relazione con il cervello 88
  - Interpretazione dei risultati 92
  - Metodi clinici complementari 92

- Importanza del monitoraggio diagnostico............ 97

Capitolo 9: Trattamenti.. 101
- Trattamento del conflitto biologico....................... 101
- Accompagnamento durante la fase di guarigione 102
- Ruolo dei trattamenti medici convenzionali..........103
- Trattamenti naturali e complementari.................. 104
- Evitare la riattivazione del conflitto......................105

Capitolo 10: L'approccio terapeutico nella NMG..... 107
- Come lavorare sulla risoluzione dei conflitti emotivi.. 107
- Tecniche e approcci terapeutici raccomandati..... 108
- Il ruolo dell'autocomprensione e dell'empowerment del paziente.. 113
- Integrazione della NMG con altri approcci terapeutici... 114
- Applicazione delle cinque leggi biologiche nell'approccio terapeutico...115

Capitolo 11: Critiche e controversie........................ 117
- Fondamenti scientifici contestati........................ 117
- Rifiuto dei trattamenti medici convenzionali......... 118
- Procedimenti legali e divieti................................119
- Mancanza di verifiche scientifiche...................... 120
- Controversia etica... 121
- Connessioni controverse con gruppi antisistema 121
- Conclusione... 122

Capitolo 12: Il futuro della NMG............................... 124
- Espansione della NMG: Nuove comunità e seguaci.. 124
- Sfide scientifiche e mediche.............................. 125
- Regolamentazione e sfide legali......................... 126
- Futuro della NMG come approccio complementare.. 127
- Accettazione sociale e culturale.........................128

• La visione dei sostenitori della NMG....................129

Avvertimento

Questo lavoro è stato tradotto utilizzando l'Intelligenza Artificiale. Di conseguenza, potrebbero verificarsi errori o imprecisioni nella traduzione.

Ci scusiamo per qualsiasi inconveniente.

Lingua originale: Spagnolo

INTRODUZIONE

Storia della Nuova Medicina Germanica

La Nuova Medicina Germanica (**NMG**) è stata sviluppata dal dottor Ryke Geerd Hamer alla fine degli anni '70. L'origine della sua teoria è profondamente legata a una tragedia personale. Nel 1978, suo figlio Dirk Hamer morì a causa di un colpo d'arma da fuoco, provocando un profondo impatto emotivo sul dottor Hamer. Poco tempo dopo, gli venne diagnosticato un cancro ai testicoli. Questa esperienza lo portò a indagare sulla possibile relazione tra conflitti emotivi intensi e lo sviluppo delle malattie.

In qualità di responsabile di medicina interna presso la Clinica Universitaria di Tubinga, il dottor Hamer iniziò a studiare i suoi pazienti oncologici e scoprì che tutti avevano subito uno shock emotivo grave (**Sindrome di Dirk Hamer, DHS**) prima di sviluppare la malattia. Da queste osservazioni, formulò quelle che definì le Cinque Leggi Biologiche, che costituiscono il fondamento della NMG. Queste leggi descrivono come i conflitti biologici influenzano il corpo e attivano programmi di sopravvivenza chiamati **Programmi Speciali Biologici (SBS)**.

La NMG ha rivoluzionato il modo di comprendere le malattie, suggerendo che ogni sintomo fisico abbia un senso biologico specifico e non sia un errore del corpo, bensì una risposta adattiva a situazioni di stress emotivo estremo. Fin dalla sua creazione, la NMG è stata oggetto di controversie, ma anche difesa da molti suoi sostenitori, che affermano di aver ottenuto miglioramenti significativi nella loro salute affrontando i conflitti emotivi alla base delle loro malattie.

Questo approccio pone l'accento sulla connessione tra psiche, cervello e corpo, ed è stato visto come una proposta alternativa alla medicina convenzionale, anche se non è stata ampiamente accettata dalla comunità medica ufficiale. Tuttavia, ha lasciato un'impronta significativa nel campo della medicina integrativa e ha spinto molte persone a esplorare la relazione tra le loro emozioni e il loro benessere fisico.

L'importanza della connessione mente-corpo

La relazione tra mente e corpo è stata oggetto di studio e discussione nella storia della medicina e della filosofia. Questa connessione è un pilastro fondamentale per comprendere l'insorgenza e lo sviluppo delle malattie. Il corpo non agisce in modo indipendente rispetto ai conflitti emotivi; al contrario, le emozioni, i pensieri e le esperienze vissute hanno un impatto diretto sui processi biologici dell'organismo.

La teoria della NMG postula che ogni malattia inizi con uno shock emotivo inaspettato, noto come Sindrome di Dirk Hamer (DHS), che colpisce simultaneamente la psiche, il cervello e un organo corrispondente. Questa visione sostiene che mente e corpo siano intrinsecamente connessi attraverso il cervello, che funge da centro di controllo biologico. In questo sistema, ogni tipo di conflitto emotivo ha un correlato specifico nel cervello, che a sua volta innesca una risposta adattiva nell'organo interessato.

Il cervello funge da ponte tra la psiche e gli organi del corpo, interpretando il conflitto emotivo e attivando un Programma Speciale Biologico (SBS) per aiutare il corpo ad adattarsi e superare la sfida emotiva.

Questo approccio olistico contrasta con la medicina convenzionale, che tende a considerare il corpo come un sistema autonomo che reagisce in modo puramente fisiologico alle malattie o alle lesioni. La NMG, invece, sottolinea che qualsiasi squilibrio o disagio fisico abbia un componente emotivo e mentale sottostante. Le malattie non sono viste come errori del corpo, ma come una risposta biologica progettata per aiutare l'organismo a gestire lo stress emotivo.

La connessione mente-corpo non si limita solo agli shock emotivi intensi, ma include anche il modo in cui emozioni e pensieri quotidiani possono influenzare la salute. Lo stress cronico, i conflitti emotivi irrisolti e i traumi profondi possono, secondo questa teoria, innescare processi patologici in diverse parti del corpo. Il ruolo del cervello è cruciale, poiché non solo riceve l'impatto emotivo, ma invia anche segnali agli organi interessati affinché reagiscano in base alla natura del conflitto.

Comprendere questa connessione implica adottare un nuovo modo di vedere le malattie: invece di concentrarsi esclusivamente sui sintomi fisici, la NMG invita a esplorare le radici emotive e mentali che possono essere alla base di essi. In molti casi, affrontare consapevolmente questi conflitti emotivi e risolverli può essere la chiave per facilitare la guarigione fisica.

In questo senso, la NMG propone una visione più integrata della salute, in cui il benessere fisico non può essere separato dal benessere emotivo. Infatti, la medicina moderna ha iniziato a riconoscere questa connessione mente-corpo attraverso campi come la psiconeuroimmunologia, che studia come il sistema nervoso e il sistema immunitario interagiscono sotto l'influenza delle emozioni.

La NMG porta questo concetto un passo avanti, affermando che le malattie hanno origine in un conflitto emotivo irrisolto. Questo approccio non solo apre la porta a un nuovo modo di trattare le malattie, ma anche a un modo diverso di prevenirle. Se siamo in grado di identificare e gestire precocemente i conflitti emotivi, possiamo ridurre significativamente la probabilità che si manifestino nel corpo sotto forma di malattia.

In altre parole, prendendoci cura della nostra salute emotiva e mentale, ci prendiamo cura anche della nostra salute fisica.

L'importanza della connessione mente-corpo risiede nella sua capacità di trasformare il modo in cui comprendiamo e trattiamo le malattie. Nella NMG, la chiave per la guarigione non risiede solo nei trattamenti medici o farmacologici, ma nel processo di autocomprensione e risoluzione dei conflitti emotivi. Questa visione integrata di corpo e mente offre una prospettiva più ampia e profonda del benessere umano, evidenziando che la vera salute è il risultato dell'armonia tra emozioni, pensieri e biologia.

Ryke Geerd Hamer: Biografia

Primi anni e formazione

Ryke Geerd Hamer nacque il 17 maggio 1935 a Mettmann, in Germania. Fin da giovane, Hamer mostrò un grande interesse per lo studio e una curiosità intellettuale che lo portarono a interessarsi alla medicina. Dopo aver completato l'istruzione di base, si iscrisse all'Università di Tubinga per studiare medicina, laureandosi con successo nel 1963.

Oltre alla medicina, Hamer nutriva un forte interesse per la teologia, riflettendo il suo desiderio di comprendere sia il corpo che lo spirito umano. Durante la sua carriera, si specializzò in medicina interna, lavorando in diverse cliniche e ospedali in Germania, acquisendo una solida esperienza clinica in vari settori. Si interessò anche alla psichiatria e all'oncologia, discipline che avrebbero giocato un ruolo chiave nello sviluppo delle sue teorie successive.

Vita personale e tragedia familiare

Nel 1978, la vita di Hamer fu segnata da una tragedia che avrebbe definito la sua carriera professionale e la sua visione medica. Suo figlio, Dirk Hamer, venne gravemente ferito mentre dormiva su uno yacht al largo delle coste della Corsica, in un incidente legato al principe Vittorio Emanuele di Savoia, membro della famiglia reale italiana. Dopo mesi di lotta per la vita, Dirk morì nel dicembre dello stesso anno. Questo evento ebbe un impatto devastante su Hamer, sia emotivamente che professionalmente.

Hamer attribuì lo sviluppo del suo tumore ai testicoli al trauma emotivo causato dalla morte del figlio, un evento che definì come la Sindrome di Dirk Hamer (DHS). Secondo la sua teoria, gli shock emotivi intensi, come la perdita di una persona cara, scatenano gravi malattie, come il cancro. Questo concetto divenne la base per la creazione di ciò che in seguito sarebbe stato conosciuto come la Nuova Medicina Germanica.

Carriera medica e primi successi

All'inizio della sua carriera, Hamer era rispettato come medico e ottenne diversi successi, incluso lo sviluppo di vari brevetti medici. Uno dei suoi inventi più importanti fu un bisturi non traumatico, progettato per ridurre il dolore e il trauma durante gli interventi chirurgici, riflettendo il suo desiderio di alleviare le sofferenze fisiche dei pazienti e la sua inclinazione per l'innovazione medica.

Nonostante il successo iniziale nella medicina convenzionale, la tragedia personale con suo figlio lo portò ad allontanarsi dagli approcci medici tradizionali e a concentrarsi sulle sue teorie riguardanti la relazione tra emozioni e malattie. Fu in questo periodo che cominciò a formulare l'idea che i conflitti emotivi irrisolti fossero la causa di tutte le malattie.

Nel 1981, presentò la sua tesi intitolata *"La Sindrome di Hamer e la Legge Ferrea del Cancro"* all'Università di Tubinga, ma il suo lavoro venne respinto per mancanza di prove scientifiche e rigore metodologico. L'università ritenne che le sue conclusioni non fossero oggettive né supportate da ricerche precedenti.

La perdita della licenza medica

Hamer cominciò a suscitare controversie quando alcuni pazienti che seguivano le sue teorie rifiutarono trattamenti convenzionali come la chemioterapia e la radioterapia, con conseguenti decessi. Nel 1986, dopo numerose denunce per malasanità, il tribunale medico tedesco decise di revocargli la licenza medica. La revoca fu motivata dal mancato rispetto degli standard medici stabiliti e dal pericolo che rappresentava per i pazienti.

Nonostante la perdita della licenza, Hamer continuò a praticare il suo sistema medico alternativo, aprendo cliniche illegali in diversi paesi europei. In questi centri, trattava pazienti oncologici utilizzando esclusivamente i principi della NMG, portando, secondo le autorità sanitarie e giornalisti, a diversi decessi.

Problemi legali e incarcerazione

Nel corso degli anni, Hamer affrontò numerosi procedimenti giudiziari a causa della pratica illegale della medicina. Fu incarcerato più volte. Nel 1997, venne condannato in Germania a 12 mesi di prigione per esercizio abusivo della professione medica. Successivamente, fu imprigionato in Francia, dove trascorse due anni, tra il 2004 e il 2006, per gli stessi reati, oltre a essere condannato per frode legata alle sue cliniche clandestine.

Durante i processi, Hamer sostenne che le autorità mediche e governative fossero coinvolte in una cospirazione contro di lui, affermando che il suo metodo di trattamento non fosse accettato a causa degli interessi dell'industria farmaceutica.

Vita successiva ed esilio

Con il passare del tempo, Hamer si trasferì in esilio in Norvegia, dove visse fino alla fine dei suoi giorni. Nonostante la pressione legale in Europa, continuò a promuovere la Nuova Medicina Germanica dalla Norvegia, attirando un considerevole numero di seguaci che credevano nelle sue teorie. Durante la vita in esilio, pubblicò diversi libri sulla NMG e mantenne contatti con la sua comunità di sostenitori.

Non riuscì mai a recuperare la licenza medica, ma la sua influenza continuò a diffondersi attraverso i suoi scritti e i praticanti che seguirono i suoi insegnamenti.

Morte e lascito

Ryke Geerd Hamer morì il 2 luglio 2017, all'età di 82 anni, in Norvegia. Nonostante le numerose controversie e condanne giudiziarie, il suo lascito persiste attraverso la Nuova Medicina Germanica, che conta ancora seguaci in diverse parti del mondo. Tuttavia, questa disciplina è stata fortemente condannata dalla comunità scientifica e medica, che la considera una pseudoscienza pericolosa.

Per alcuni, Hamer è stato un visionario che ha sfidato i paradigmi medici tradizionali; per altri, un uomo le cui idee, non supportate dalla scienza, hanno messo in pericolo la vita di molte persone. La sua vita e il suo lavoro continuano a essere oggetto di dibattito sia dentro che fuori l'ambito medico.

Chapter 1: I principi fondamentali della Nuova Medicina Germanica

- **Origine della teoria delle cinque leggi biologiche**

La teoria delle cinque leggi biologiche è stata formulata dal medico tedesco Ryke Geerd Hamer alla fine degli anni '70, a seguito di un'esperienza personale devastante. La morte di suo figlio, Dirk, avvenuta nel 1978 a causa di un colpo d'arma da fuoco, portò Hamer a sviluppare poco dopo un tumore ai testicoli. Questo evento suscitò il suo interesse nello studiare il legame tra traumi emotivi e sviluppo di malattie fisiche, dando inizio a una ricerca che avrebbe culminato nella creazione della Nuova Medicina Germanica (NMG).

Hamer iniziò a studiare pazienti oncologici e osservò che tutti avevano vissuto ciò che definì uno "shock biologico" o Sindrome di Dirk Hamer (DHS), un evento inaspettato con un impatto emotivo profondo. Secondo Hamer, questo shock emotivo attivava una reazione nel cervello che innescava un processo negli organi, portando alla manifestazione di una malattia. Sulla base di queste osservazioni, sviluppò la sua teoria attorno a quelle che definì le Cinque Leggi Biologiche.

Queste leggi descrivono i processi biologici attivati nel corpo come risposte naturali e adattive a conflitti emotivi irrisolti. Hamer postulò che le malattie non sono fallimenti o errori del corpo, ma programmi biologici speciali progettati per aiutare l'organismo ad adattarsi e sopravvivere in situazioni di stress. Secondo questa visione, le malattie hanno uno scopo biologico, permettendo al corpo di affrontare il conflitto, e una volta risolto, il corpo entra in una fase di guarigione.

La teoria delle cinque leggi biologiche rappresentò una rottura radicale con i concetti tradizionali della medicina convenzionale. Invece di considerare le malattie come anomalie da eliminare, Hamer le interpretò come risposte naturali e programmate dell'organismo che seguivano un corso prevedibile.

L'origine di questa teoria deriva non solo dall'esperienza personale di Hamer, ma anche da anni di studio clinico e dall'osservazione di migliaia di pazienti. Per Hamer, la chiave per comprendere e trattare le malattie non risiedeva esclusivamente negli aspetti fisici, ma nella capacità di identificare e risolvere i conflitti emotivi che innescano il processo biologico speciale nel corpo.

- **Lo Shock Biologico o Sindrome di Dirk Hamer (DHS)**

Lo shock biologico, o Sindrome di Dirk Hamer (DHS), è un concetto centrale nella teoria della NMG. Formulato dal Dr. Ryke Geerd Hamer in onore di suo figlio Dirk, rappresenta il punto di partenza delle malattie secondo il suo approccio. Questo shock emotivo si riferisce a un evento inaspettato, drammatico e altamente stressante che colpisce simultaneamente la psiche, il cervello e un organo specifico del corpo.

La DHS è caratterizzata dalle seguenti condizioni:

Impatto inaspettato:
Lo shock deve essere completamente inaspettato. In altre parole, l'individuo non ha alcuna preparazione emotiva o mentale per affrontare l'evento che sta vivendo. Questo impatto improvviso distingue la DHS da altri tipi di stress che una persona potrebbe incontrare nella vita quotidiana.

Conflitto vissuto in isolamento:
La persona che vive la DHS lo fa in isolamento, cioè sente di non poter condividere o elaborare il conflitto con gli altri. Questo intensifica l'impatto emotivo, poiché l'individuo percepisce di non avere risorse o supporto per affrontare la situazione.

Conflitto biologico:
A differenza di un conflitto puramente psicologico, la DHS è un conflitto biologico. Questo significa che il corpo lo percepisce come una minaccia per la sopravvivenza, innescando una risposta immediata nel cervello e, di conseguenza, in un organo specifico. Questa risposta è un'adattamento biologico pensato per gestire il conflitto.

Impatto simultaneo su psiche, cervello e organo:
La DHS ha un impatto triplo, colpendo simultaneamente la mente, una specifica area del cervello e l'organo associato a quella parte del cervello. Secondo Hamer, ogni tipo di conflitto emotivo attiva un'area specifica del cervello, che a sua volta controlla un particolare organo.

Una volta che si verifica la DHS, il cervello avvia un Programma Speciale Biologico (SBS) progettato per aiutare l'individuo ad adattarsi e sopravvivere alla situazione stressante. Durante la fase attiva del conflitto, l'organo corrispondente può subire cambiamenti (crescita cellulare, necrosi, ulcerazione, ecc.), a seconda del tipo di conflitto e dell'organo coinvolto. Questi cambiamenti fanno parte di una risposta biologica significativa, non di errori o disfunzioni del corpo.

La DHS è il fattore determinante che innesca l'avvio di un SBS e, di conseguenza, lo sviluppo di una malattia. La fase di risoluzione del conflitto, ovvero il momento in cui la persona è in grado di elaborare e risolvere il conflitto emotivo che ha originato la DHS, è ciò che consente al corpo di entrare in una fase di guarigione.

Comprendere e risolvere la DHS è fondamentale per guarire da qualsiasi malattia. L'attenzione non è rivolta al trattamento dei sintomi, ma all'identificazione e alla risoluzione del conflitto emotivo sottostante che ha causato lo shock biologico. Solo in questo modo l'individuo può ottenere una vera guarigione e ripristinare l'equilibrio nel proprio corpo.

- **Relazione tra psiche, cervello e organi**

La connessione tra psiche, cervello e organi del corpo è fondamentale per comprendere l'origine e lo sviluppo delle malattie. Secondo la teoria del Dr. Hamer, queste tre entità sono intrinsecamente collegate e operano come un sistema integrato che risponde ai conflitti emotivi. Questa relazione è cruciale per comprendere i meccanismi alla base dei Programmi Speciali Biologici (SBS) e il loro impatto sulla salute fisica.

1. Psiche

La psiche è il punto di partenza nel processo di insorgenza delle malattie. È la parte dell'essere umano che percepisce ed elabora i conflitti emotivi. Quando una persona vive una DHS, questo evento emotivo colpisce per prima cosa la psiche. Il modo in cui la psiche interpreta il conflitto determina la natura della risposta biologica del corpo. Se il conflitto non viene risolto, la psiche rimane in uno stato di stress, mantenendo attivo il relativo SBS.

2. Cervello

Il cervello agisce come centro di controllo che traduce il conflitto emotivo percepito dalla psiche in una risposta fisica. Hamer ha identificato aree specifiche del cervello collegate a particolari organi del corpo. Ogni tipo di conflitto emotivo colpisce una regione specifica del cervello, provocando una reazione biologica nell'organo corrispondente.

Questa connessione tra cervello e organo è fondamentale per l'attivazione degli SBS, poiché il cervello funge da intermediario inviando segnali all'organo interessato.

Hamer ha mappato queste connessioni nei cosiddetti **Foci di Hamer (FH)**, che sono alterazioni visibili nelle tomografie cerebrali e corrispondono a specifiche aree del cervello interessate dallo shock biologico. Questi foci sono collegati agli organi attraverso i nervi che ne controllano le funzioni.

Nella NMG, il cervello è suddiviso in due grandi aree che corrispondono a diverse fasi evolutive:

Cervello antico

Il cervello antico comprende il **tronco encefalico** e il **cervelletto**. Queste sono le aree più primitive del cervello, associate alla sopravvivenza di base e agli istinti fondamentali.

- *Tronco encefalico:* controlla gli organi primitivi legati a funzioni basilari come la respirazione, la digestione e la sopravvivenza. I conflitti biologici gestiti dal tronco encefalico sono quelli legati alla pura sopravvivenza, come conflitti di "paura della morte", "fame" o "soffocamento".

- *Cervelletto:* È collegato ai conflitti di protezione e controlla gli organi derivati dal mesoderma antico, come le ghiandole mammarie o il peritoneo. I conflitti associati a questa parte del cervello sono spesso legati alla protezione o all'attacco, come "minaccia all'integrità" o "perdita di protezione".

Cervello nuovo:

Il cervello nuovo comprende le aree evolutivamente più sviluppate, come il **cervello midollare** (parte della sostanza bianca) e la **corteccia cerebrale**, ed è associato a conflitti più complessi ed emotivi.

-Cervello midollare (sostanza bianca): Controlla gli organi derivati dal **mesoderma recente**, come ossa, muscoli, vasi sanguigni, ecc. I conflitti relativi a queste strutture sono conflitti di svalutazione, come sentirsi inutili o inadeguati in qualche aspetto della propria vita.

- Corteccia cerebrale (neocorteccia): È associata a conflitti sociali, territoriali e di identità. Gli organi controllati derivano dall'**ectoderma**, come la pelle, le mucose e alcuni organi sensoriali. I conflitti gestiti da quest'area includono "perdita di contatto", "separazione" e "perdita di identità".

3. Organi

Una volta che il cervello riceve il segnale del conflitto emotivo, invia istruzioni all'organo corrispondente affinché risponda. Ogni organo del corpo è collegato a un tipo specifico di conflitto, e la risposta biologica che viene attivata fa parte di un programma di sopravvivenza.

Durante la fase attiva del conflitto, l'organo può subire modifiche come:

- Crescita cellulare (iperplasia),

- Riduzione cellulare (necrosi),

- Alterazione della funzione (ulcerazione, infiammazione).

Questi cambiamenti non sono considerati patologie di per sé, ma parte di un processo adattativo che mira a risolvere il conflitto. Una volta che il conflitto emotivo viene risolto, l'organo entra in una fase di guarigione, durante la quale i tessuti danneggiati si rigenerano e i sintomi della malattia scompaiono.

Interazione dinamica

Ciò che distingue la Nuova Medicina Germanica è la sua visione olistica dell'interazione tra psiche, cervello e organi. A differenza della medicina convenzionale, che tende a considerare gli organi in modo isolato, la NMG sostiene che ogni sintomo fisico è direttamente correlato a un conflitto emotivo che coinvolge il cervello.

Secondo questo approccio, non è possibile trattare efficacemente una malattia senza affrontare il conflitto emotivo sottostante che ha originato la risposta biologica speciale.

Questa interconnessione tra psiche, cervello e organi consente di prevedere il decorso della malattia, poiché il tipo di conflitto, la regione cerebrale coinvolta e l'organo interessato seguono un modello prevedibile basato sulle leggi biologiche.

- **Introduzione ai Programmi Speciali Biologici (SBS)**

Gli SBS, attivati da una DHS, rappresentano una risposta naturale e adattativa del corpo a un conflitto inaspettato e drammatico. Gli SBS non sono errori dell'organismo, ma risposte biologiche con un preciso scopo adattativo.

Ogni SBS segue un modello prevedibile di sviluppo ed è strettamente legato alle cinque leggi biologiche. A seconda del tipo di conflitto e dell'organo interessato, l'SBS attraversa:

- Una fase di conflitto attivo,

- Una fase di guarigione.

Lo scopo biologico dell'SBS è consentire all'organismo di affrontare il conflitto e recuperare una volta che questo viene risolto.

Nei capitoli successivi approfondiremo i meccanismi di attivazione di questi programmi, le loro fasi e la loro relazione con le cinque leggi biologiche.

Capitolo 2: le cinque leggi biologiche

Le cinque leggi biologiche della Nuova Medicina Germanica (NMG), sviluppate dal Dr. Ryke Geerd Hamer, costituiscono un insieme di principi che spiegano la causa e lo sviluppo delle malattie da una prospettiva biologica. Queste leggi sostengono che le malattie non siano disfunzioni del corpo, ma risposte biologiche programmate di fronte a situazioni di stress emotivo o traumi.

- **<u>Prima legge: la legge ferrea del cancro e il DHS</u>**

La prima legge biologica è nota come legge ferrea del cancro, sebbene la sua applicazione si estenda oltre il cancro e comprenda tutte le malattie. Questa legge postula che ogni malattia abbia origine in uno shock biologico o Sindrome di Dirk Hamer (DHS). Tale shock è un evento inaspettato, drammatico, vissuto intensamente e in isolamento dalla persona. La legge ferrea del cancro descrive come si avvia questo processo e come colpisce l'organismo a tre livelli: psiche, cervello e organo.

Principi fondamentali della legge ferrea del cancro:

1. Shock biologico o DHS
Lo shock biologico (DHS) è il punto di partenza per qualsiasi malattia secondo la NMG. Si tratta di un evento inaspettato, che avviene improvvisamente e per il quale la persona non è emotivamente preparata. Inoltre, l'esperienza dello shock è intensa e provoca un impatto emotivo significativo. Un esempio di DHS potrebbe essere la perdita improvvisa di una persona cara, un grave incidente o una minaccia improvvisa alla sopravvivenza.

2. Triplo impatto: psiche, cervello e organo
Quando si verifica il DHS, esso colpisce contemporaneamente la psiche, il cervello e un organo specifico del corpo. La natura del conflitto emotivo che provoca il DHS determina quale area del cervello e quale organo verranno colpiti. Nel cervello, il conflitto si manifesta come un foco di Hamer (FH), visibile in una tomografia cerebrale come un'alterazione in una specifica area del cervello.

3. Il senso biologico del processo
La NMG afferma che questo processo non è patologico nella sua origine, ma ha un significato biologico. L'attivazione dei Programmi Speciali Biologici (SBS) in seguito al DHS ha lo scopo di aiutare l'organismo ad adattarsi e sopravvivere al conflitto. La malattia è vista come una risposta naturale e adattativa a una situazione di stress biologico vissuta dalla persona.

4. Applicazione a tutte le malattie
Sebbene questa legge sia stata inizialmente formulata per descrivere lo sviluppo del cancro, Hamer ha esteso la sua applicazione a tutte le malattie. Secondo la NMG, tutte le malattie si innescano in questo modo: a partire da uno shock biologico che colpisce una specifica area del cervello e un organo corrispondente. Questo rende la legge ferrea del cancro il fondamento centrale, poiché tutte le malattie seguono questo stesso schema.

5. Risoluzione del conflitto e fase di guarigione
La risoluzione del conflitto biologico è fondamentale affinché il corpo entri nella fase di guarigione. Una volta che il conflitto è stato risolto a livello della psiche, il cervello smette di inviare segnali di stress all'organo colpito, e il corpo avvia un processo di riparazione. Questo processo di guarigione può essere accompagnato da sintomi come febbre, infiammazione o dolore, che vengono interpretati come segnali positivi del fatto che l'organismo si sta riprendendo.

- **Seconda legge: le due fasi di tutte le malattie**

La seconda legge biologica stabilisce che tutte le malattie, a condizione che il conflitto biologico venga risolto, si sviluppano in due fasi: la fase di conflitto attivo e la fase di guarigione. Questa legge è fondamentale per comprendere il corso naturale di qualsiasi malattia, poiché descrive come il corpo risponde al DHS e come avviene il recupero una volta risolto il conflitto.

1. Fase di conflitto attivo

La prima fase inizia immediatamente dopo il DHS ed è conosciuta come fase di conflitto attivo o fase simpaticotonica. Durante questa fase, il corpo entra in uno stato di stress elevato. In termini fisiologici, la persona sperimenta un'attivazione del sistema nervoso simpatico, che provoca una serie di sintomi tipici dello stress, come insonnia, perdita di appetito, freddo alle estremità e aumento della pressione sanguigna. In questa fase, l'organo colpito dal conflitto può mostrare cambiamenti specifici a seconda della sua origine embrionale.

Durante la fase di conflitto attivo, l'individuo è emotivamente influenzato dal conflitto che ha provocato il DHS. Se il conflitto rimane irrisolto, la persona continuerà a trovarsi in questa fase di tensione prolungata, e la malattia progredirà in funzione dell'entità del conflitto e dell'organo colpito.

2. Fase di guarigione

La seconda fase inizia quando il conflitto biologico viene risolto. Una volta che l'individuo ha trovato una soluzione al conflitto, il corpo entra in quella che è conosciuta come la fase di guarigione o fase vagotonica. Durante questa fase, il sistema nervoso parasimpatico prende il controllo e il corpo inizia un processo di rigenerazione e riparazione. I sintomi in questa fase possono includere stanchezza estrema, febbre, infiammazione, dolore e ritenzione idrica. Questi sintomi di guarigione sono interpretati come positivi, poiché indicano che l'organismo sta riparando i danni causati durante la fase di conflitto attivo.

La fase di guarigione è inoltre caratterizzata da una crisi epilettica, un breve ma intenso periodo in cui il corpo attraversa un picco di attività prima di completare la guarigione. Durante la crisi epilettica, i sintomi possono intensificarsi temporaneamente per poi diminuire gradualmente man mano che il corpo completa il processo di guarigione.

Significato biologico delle due fasi

La seconda legge biologica sottolinea che la malattia non è un errore o una disfunzione del corpo, ma una risposta naturale al DHS. La fase di conflitto attivo prepara il corpo ad affrontare il conflitto, mentre la fase di guarigione permette all'organismo di riparare i danni. È cruciale riconoscere in quale fase si trova la persona, poiché il trattamento si basa sull'identificazione e sulla risoluzione del conflitto emotivo sottostante per facilitare la guarigione.

- **Terza legge: il sistema ontogenetico delle malattie**

La terza legge biologica afferma che le malattie sono direttamente correlate ai tre foglietti germinativi dell'embrione: ectoderma, mesoderma ed endoderma. I foglietti embrionali rappresentano i tre principali gruppi di tessuti che si formano durante lo sviluppo iniziale dell'embrione. Questi tessuti sono responsabili della formazione di tutti gli organi e i sistemi del corpo umano e sono associati a diverse aree del cervello che ne controllano le funzioni. I foglietti embrionali determinano sia il tipo di organo coinvolto che il comportamento del conflitto biologico che lo innesca. Questa legge, nota come il sistema ontogenetico delle malattie, offre una struttura per comprendere come lo sviluppo embrionale influenzi la manifestazione delle malattie.

1. Ectoderma
L'ectoderma è il foglietto germinativo più esterno dell'embrione ed è associato agli organi che hanno un contatto diretto con l'ambiente, come la pelle e il sistema nervoso. I conflitti che colpiscono gli organi derivati dall'ectoderma tendono a essere legati a conflitti di separazione o di contatto emotivo, problemi legati al "territorio". L'area del cervello che controlla questo foglietto germinativo è il neocorteccia. Durante la fase di conflitto attivo, i tessuti ectodermici tendono a subire una perdita

cellulare (ulcerazione o necrosi), mentre nella fase di guarigione i tessuti si rigenerano, causando infiammazione o dolore.

2. Mesoderma

Il mesoderma si divide in due parti: il mesoderma antico e il mesoderma recente.

- *Mesoderma antico:* È correlato a tessuti più primitivi, come le ossa, i muscoli lisci e alcune membrane. Questo foglietto è controllato dal cervelletto. I conflitti legati a questi tessuti sono solitamente conflitti di minaccia o protezione. Durante la fase di conflitto attivo, questi tessuti tendono a subire necrosi, mentre nella fase di guarigione avviene una rigenerazione cellulare.

- *Mesoderma recente:* Gli organi derivati dal mesoderma recente, come i muscoli striati e i vasi sanguigni, sono associati a conflitti di svalutazione. Durante la fase di conflitto attivo, i tessuti del mesoderma recente possono perdere funzionalità o massa, mentre nella fase di guarigione si rigenerano.

3. Endoderma

L'endoderma è il foglietto germinativo più interno ed è associato agli organi primari, come il sistema digestivo e i polmoni. I conflitti che colpiscono gli organi endodermici sono tipicamente conflitti di sopravvivenza. Durante la fase di conflitto attivo, l'endoderma reagisce con una crescita cellulare (iperplasia), mentre nella fase di guarigione questi tessuti subiscono una degradazione e riparazione.

Comportamento delle malattie secondo il foglietto germinativo

La terza legge biologica spiega che il comportamento della malattia, sia durante la fase di conflitto attivo che durante la fase di guarigione, dipende dall'origine embrionale dell'organo colpito. Questa legge dimostra anche che il cervello agisce come un centro di controllo, inviando segnali agli organi in base al loro foglietto germinativo di origine. A seconda del foglietto embrionale, l'organo colpito avrà una risposta diversa, spiegando così perché i sintomi variano in base al tipo di conflitto e al tessuto coinvolto.

- **Quarta legge: il sistema ontogenetico dei microbi**

La quarta legge biologica riguarda il ruolo dei microbi nel processo di malattia e guarigione. Secondo questa legge, microbi come batteri, virus, funghi e micobatteri non sono nemici del corpo, ma agiscono come alleati che aiutano nella riparazione dei tessuti danneggiati una volta che il conflitto biologico è stato risolto.

Questa prospettiva contrasta con la visione tradizionale della medicina, che considera i microbi come patogeni che causano malattie. La quarta legge stabilisce che i microbi sono attivati e controllati dal cervello, e la loro funzione varia a seconda del tipo di tessuto interessato e della sua origine embrionale. A seconda che gli organi interessati derivino dall'ectoderma, dal mesoderma o dall'endoderma, i microbi svolgeranno diverse funzioni nella fase di guarigione.

1. Microbi nei tessuti ectodermici
Gli organi derivati dall'ectoderma, come la pelle e il sistema nervoso, sono legati a conflitti di territorio, separazione e contatto. Durante la fase di guarigione, i virus e alcuni batteri specifici svolgono un ruolo nell'infiammazione e nel ripristino dei tessuti ulcerati o necrotici durante la fase di conflitto attivo. Un esempio è la guarigione delle ferite cutanee, in cui i virus possono essere presenti per facilitare la rigenerazione del tessuto danneggiato.

2. Microbi nei tessuti mesodermici
Negli organi derivati dal mesoderma antico e recente, i microbi giocano un ruolo cruciale nella ricostruzione e rigenerazione dei tessuti.

- Mesoderma antico: I micobatteri (come i bacilli di Koch) decompongono i tessuti necrotici durante la fase di conflitto attivo, facilitando così la pulizia e la rigenerazione dell'area.

- Mesoderma recente: I batteri sostengono la rigenerazione dei tessuti muscolari, ossei e connettivi, contribuendo al ripristino della funzione dell'organo coinvolto.

3. Microbi nei tessuti endodermici

Gli organi derivati dall'endoderma (come i polmoni e il sistema digestivo) sono spesso associati a conflitti di sopravvivenza. I microbi coinvolti nella guarigione dei tessuti endodermici sono principalmente batteri e funghi. Durante la fase di guarigione, questi microbi aiutano a decomporre l'eccesso di cellule che si sono formate durante la fase di conflitto attivo (iperplasia). Ad esempio, in un conflitto legato a "non poter digerire", il sistema digestivo sarà interessato, e una volta risolto il conflitto, batteri specifici aiuteranno a eliminare le cellule in eccesso.

Controllo cerebrale dei microbi

La NMG sostiene che il cervello controlla i microbi in modo specifico, a seconda del foglietto germinativo interessato. Quando il conflitto biologico viene risolto, il cervello invia segnali che permettono ai microbi di iniziare il loro lavoro nella fase di guarigione. Il processo non è casuale né patogeno; piuttosto, segue un modello biologico naturale che aiuta il corpo a ripristinare l'equilibrio.

Questa legge, quindi, ridefinisce il rapporto tra l'essere umano e i microbi, presentandoli come alleati essenziali nel processo di recupero. I sintomi associati a infezioni o infiammazioni durante la fase di guarigione non sono segno che i microbi stiano attaccando il corpo, ma che stiano collaborando per riparare e ripristinare i tessuti colpiti.

- **Quinta legge: La quintessenza, il senso biologico speciale**

La quinta legge biologica, conosciuta come la legge della quintessenza, si concentra sul senso biologico speciale che caratterizza tutte le malattie. Secondo questa legge, ogni processo che si verifica nel corpo durante la fase di conflitto attivo e la fase di guarigione ha uno scopo biologico, ossia un senso evolutivo che mira a migliorare le possibilità di sopravvivenza dell'individuo. Questa legge considera la malattia non come un errore o un fallimento dell'organismo, ma come una strategia biologica che svolge una funzione specifica.

1. Lo scopo biologico
Ogni conflitto biologico e il corrispondente SBS si sviluppano per aiutare l'organismo ad adattarsi a una situazione di stress o pericolo percepito. Questa adattabilità ha uno scopo biologico che si radica nei principi dell'evoluzione. Ad esempio, in un conflitto di "paura di morire" (come può accadere in situazioni di asfissia o soffocamento), il corpo reagisce aumentando le dimensioni degli alveoli polmonari

per migliorare la capacità di assorbire ossigeno. Questo cambiamento consente all'organismo di avere maggiori possibilità di sopravvivenza di fronte alla minaccia percepita.

2. Senso biologico in tutte le fasi
Il senso biologico non si manifesta solo nella fase di conflitto attivo, ma anche nella fase di guarigione. Durante la fase attiva, il corpo adatta i propri organi e tessuti alla situazione di conflitto, mentre nella fase di guarigione i sintomi fisici (come febbre, infiammazione o dolore) vengono interpretati come parte del processo di riparazione e rigenerazione dei tessuti colpiti. Questi sintomi indicano che il corpo sta ritrovando il proprio equilibrio.

3. Differenze secondo il tipo di organo
Il senso biologico dei programmi varia anche a seconda dell'origine embrionale degli organi coinvolti. Ad esempio, gli organi derivati dall'endoderma tendono ad aumentare la loro funzione durante la fase di conflitto attivo, mentre gli organi derivati dall'ectoderma tendono a ridurre la loro funzione in questa fase. Queste differenze riflettono i diversi modi in cui il corpo cerca di adattarsi ai conflitti biologici in base al tipo di tessuto coinvolto.

4. Approccio integrativo alla salute
La quinta legge biologica offre una visione integrativa della salute e della malattia. Invece di

considerare i sintomi come segni di un fallimento o di un danno del corpo, propone che ogni sintomo abbia un senso e che il corpo sia progettato per affrontare e risolvere i conflitti biologici in modo naturale. Questo approccio invita gli individui a considerare le proprie malattie da una prospettiva nuova, cercando il senso biologico dietro ogni processo.

Riflessione finale sulla quintessenza
La quinta legge biologica sottolinea l'importanza di comprendere lo scopo che si cela dietro i sintomi e le malattie. Identificando il conflitto biologico alla radice del problema e comprendendo il senso biologico del processo, è possibile facilitare la risoluzione del conflitto e supportare il corpo nella fase di guarigione. La legge della quintessenza conclude che tutte le malattie e i programmi biologici speciali hanno uno scopo originato dall'evoluzione biologica, il cui obiettivo finale è garantire la sopravvivenza dell'individuo.

Capitolo 3: il Programma Speciale Biologico (SBS): risposta naturale del corpo

Gli SBS nella Nuova Medicina Germanica sono risposte automatiche e programmate del corpo a shock biologici o conflitti emotivi inaspettati (DHS). Questi programmi hanno uno scopo adattativo e si articolano in due fasi: una fase di conflitto attivo e una fase di guarigione. Le malattie non sono fallimenti, ma processi significativi progettati per aiutare l'organismo ad affrontare e superare situazioni di stress estremo.

- **Come si attivano gli SBS**

Gli SBS si attivano quando una persona vive un DHS. Questo evento, inaspettato e drammatico, colpisce la persona in modo intenso e in solitudine, senza che abbia avuto il tempo di prepararsi per affrontarlo. Da quel momento, l'SBS inizia ad agire simultaneamente su tre livelli: psiche, cervello e organo corrispondente.

1. Il conflitto biologico:

Un SBS si attiva in risposta a un conflitto biologico che la persona vive in modo drammatico. Questo conflitto rappresenta un evento che minaccia una delle aree fondamentali della vita dell'individuo, come il territorio, la sopravvivenza o l'autovalutazione.

2. *La tripla risposta:*

- *Psiche:* l'individuo prova una risposta emotiva che influenza il suo stato psicologico, causando ansia, paura o angoscia, a seconda della natura del conflitto.

- *Cervello:* il conflitto si registra in una specifica area del cervello, visibile in una tomografia cerebrale come un focus di Hamer (FH). Questo focus colpisce una zona concreta del cervello in base al tipo di conflitto biologico e al tessuto embrionale a cui è collegato.

- *Organo:* il cervello invia segnali a un organo specifico, che subisce un'alterazione funzionale o strutturale in risposta al conflitto. Il comportamento dell'organo durante il conflitto dipende dal suo foglietto germinativo di origine: può verificarsi crescita cellulare, necrosi o perdita di funzione.

- **Fasi dell'SBS: fase di conflitto attivo e fase di guarigione**

1. Fase di conflitto attivo (simpaticotonica)
La fase di conflitto attivo inizia nel momento in cui si verifica il DHS e si caratterizza per uno stato di stress continuo. Durante questa fase, il sistema nervoso simpatico è in allerta, causando sintomi tipici dello stress, come insonnia, perdita di appetito, freddo alle estremità e uno stato di tensione costante. In questa fase, anche l'organo colpito subisce specifiche modifiche.

- Negli organi derivati dall'ectoderma, si verifica necrosi o perdita cellulare.

- Negli organi derivati dal mesoderma, come le ossa, si verifica necrosi o perdita di massa.

- Negli organi derivati dall'endoderma, si verifica iperplasia (crescita cellulare).

Se il conflitto rimane irrisolto, la persona continua a trovarsi in questa fase di conflitto attivo, il che può aggravare la malattia e aumentare la distruzione del tessuto colpito.

2. Fase di guarigione (vagotonica)

La fase di guarigione inizia quando il conflitto biologico viene risolto. In questa fase, il corpo passa da uno stato di stress (fase simpaticotonica) a uno stato di rilassamento e riparazione, noto come fase vagotonica.

Durante questa fase, il sistema nervoso parasimpatico prende il controllo e il corpo inizia a rigenerare i tessuti danneggiati.
I sintomi comuni nella fase di guarigione includono stanchezza estrema, febbre, infiammazione e dolore, a seconda dell'organo coinvolto:

- Negli organi ectodermici, l'ulcerazione o la necrosi si riparano con la rigenerazione cellulare, causando infiammazione e arrossamento della pelle.

-Negli organi mesodermici, come le ossa, si verifica una rigenerazione ossea, che può causare dolore durante il processo.

- Negli organi endodermici, l'eccesso di cellule formatosi durante la fase attiva viene degradato ed eliminato dal corpo.

La crisi epilettica è un fenomeno che può verificarsi durante questa fase: un breve ma intenso picco di attività prima che il corpo entri nella fase finale di guarigione. La crisi epilettica può causare sintomi come convulsioni, dolore acuto o febbre alta.

Significato delle due fasi
La seconda fase della malattia è importante quanto la prima, poiché riflette il processo di recupero. I sintomi che si manifestano durante la fase di guarigione sono spesso erroneamente interpretati come segnali di una malattia in progressione, ma in realtà indicano che il corpo sta riparando i danni causati durante la fase di conflitto attivo.

Capitolo 4: Ectoderma

- **L'ectoderma: origine embrionale e relazione con i conflitti biologici**

L'ectoderma è uno dei tre foglietti germinativi formati durante le prime fasi dello sviluppo embrionale, da cui derivano tessuti chiave come la pelle (epidermide) e il sistema nervoso. Questi tessuti sono fondamentali per la nostra capacità di interagire con l'ambiente, sia a livello fisico che emotivo, poiché permettono il contatto sensoriale e motorio.

L'ectoderma è controllato dal neocorteccia, la parte più recente e avanzata del cervello dal punto di vista evolutivo.
I conflitti biologici che colpiscono i tessuti derivati dall'ectoderma sono principalmente legati a situazioni di separazione, perdita di contatto o conflitti territoriali. Quando una persona vive una separazione inaspettata da una persona cara, un gruppo sociale o un animale domestico, il cervello attiva un SBS che interessa questi tessuti.

Durante la fase di conflitto attivo, i tessuti ectodermici possono subire una perdita cellulare (necrosi) come forma di adattamento per ridurre la sensibilità al dolore emotivo.

- **Tessuti associati**

- *Epidermide (pelle esterna)*
- *Sistema nervoso centrale (cervello e midollo spinale)*
- *Sistema nervoso periferico*
- *Mucosa orale e nasofaringea*
- *Smalto dentale*
- *Occhi (retina)*
- *Orecchio interno (coclea)*
- *Naso (epitelio olfattivo)*
- *Papille gustative*
- *Ghiandole sudoripare (strato esterno)*
- *Ghiandole sebacee*
- *Mucosa del tratto gastrointestinale superiore (esofago e stomaco)*
- *Mucosa degli organi genitali esterni (vulva, pene, vagina)*
- *Cornea*
- *Cristallino*
- *Unghie*
- *Capelli*

- **Conflitti associati**

- Conflitto di separazione:
La persona percepisce una perdita significativa di contatto fisico o emotivo con qualcuno di caro o vicino. Questo può verificarsi in situazioni di separazione fisica, come una partenza, o in un distacco emotivo. La pelle (epidermide) è coinvolta poiché è simbolicamente associata al contatto e alla protezione, reagendo alla sensazione di aver perso quella connessione. I sintomi cutanei possono includere eruzioni, orticaria o secchezza, che rappresentano la separazione emotiva percepita.

- Conflitti di contatto o mancanza di contatto:
Questi conflitti si verificano quando una persona sente il bisogno di maggiore contatto fisico o emotivo con gli altri, o, al contrario, desidera evitarlo. Questo può influenzare la pelle e i suoi annessi (come il cuoio capelluto, i capelli e le unghie). La perdita di capelli, ad esempio, può essere correlata alla percezione di una separazione o una perdita significativa di contatto.

- Conflitto di vergogna:
Sorge quando la persona si sente umiliata, disonorata o percepisce di aver perso l'autostima di fronte agli altri. Questo tipo di conflitto colpisce la pelle (epidermide), che è legata all'immagine esterna e all'interazione con l'ambiente. La pelle reagisce al sentimento di vergogna o esposizione emotiva.

- *Conflitto di frustrazione sessuale:*
Si riferisce alla sensazione di non poter soddisfare o esprimere desideri sessuali, generando tensione emotiva. Questo conflitto colpisce gli organi sessuali esterni (vulva, pene, vagina), manifestandosi attraverso sintomi cutanei o delle mucose in queste aree, come irritazione o fastidi, che simboleggiano la frustrazione dei desideri sessuali insoddisfatti.

- *Conflitto di identità:*
Si riferisce alla sensazione di aver perso il senso di chi si è o di non riuscire a definirsi all'interno di un contesto sociale o personale. Questo conflitto colpisce la pelle, in particolare l'epidermide, che è simbolicamente associata al senso di identità e protezione personale. Possono apparire sintomi cutanei come eruzioni, secchezza o sensibilità, che riflettono la lotta interna per l'identità.

- *Conflitti di attacco o aggressione:*
Questi conflitti sono legati alla percezione di essere attaccati, fisicamente o verbalmente. In questi casi, le affezioni possono manifestarsi sulla pelle, poiché questa è percepita come una barriera protettiva contro l'ambiente. Affezioni come orticarie o lesioni possono essere associate a questo tipo di conflitto.

- *Conflitto di carenza:*

Si riferisce alla sensazione di mancanza di qualcosa di essenziale, come risorse, amore o sostegno. Questo conflitto colpisce le mucose, in particolare quelle della bocca e della gola, manifestandosi con sintomi come secchezza o irritazione in queste aree, che simboleggiano il bisogno insoddisfatto.

È importante considerare che i conflitti emotivi possono avere interpretazioni complesse, e ciò può far sì che uno stesso conflitto influisca su organi derivati da diversi foglietti germinativi, a seconda di come la persona viva e percepisca quel conflitto.
Ogni conflitto è primariamente associato a un foglietto germinativo e agli organi che ne derivano, secondo la teoria della NMG. Tuttavia, uno stesso conflitto può colpire organi di foglietti diversi se interpretato da prospettive emotive o biologiche differenti.

- **Malattie associate all'ectoderma**

Le malattie e le patologie associate all'ectoderma sono principalmente legate agli organi e ai tessuti che derivano da questo foglietto germinativo, come l'epidermide, il sistema nervoso e gli organi sensoriali. Di seguito vengono elencate alcune patologie correlate a questi tessuti:

1. *Malattie della pelle (epidermide)*

    - *Dermatite:* Infiammazione dell'epidermide che può includere eruzioni, arrossamento e prurito.

Può essere causata da allergie, irritanti o stress emotivo.
Conflitto di separazione: Mancanza di contatto fisico o emotivo, o desiderio di separarsi da qualcosa o qualcuno.

- *Psoriasi:* Disturbo cronico della pelle caratterizzato da un rapido ricambio cellulare nell'epidermide, che genera placche di pelle squamosa e arrossata.
Conflitto di doppia separazione: Combinazione di un conflitto di separazione e un conflitto di protezione (come il desiderio di proteggersi dall'ambiente o di recuperare un contatto perduto).

- *Vitiligine:* Disturbo in cui la pelle perde pigmentazione a causa della distruzione dei melanociti, le cellule che producono pigmento nell'epidermide.
Conflitto di separazione intensa: Conflitto legato alla percezione di una separazione molto dolorosa o traumatica, specialmente nelle aree in cui la pelle perde pigmentazione.

- *Melanoma:* Tipo di tumore della pelle che origina dai melanociti dell'epidermide.
Conflitto di sfigurazione o attacco all'integrità: Percezione che l'immagine personale o l'integrità fisica siano minacciate.

2. *Malattie del sistema nervoso (derivato dall'ectoderma)*

- *Sclerosi multipla:* Malattia autoimmune che colpisce il sistema nervoso centrale (cervello e midollo spinale), causando la distruzione della mielina (lo strato protettivo delle fibre nervose) e compromettendo la comunicazione tra cervello e corpo.
Conflitto motorio o di movimento: Conflitti legati all'incapacità di muoversi o agire, fisicamente o emotivamente.

- *Epilessia:* Disturbo neurologico caratterizzato da un'attività elettrica anormale nel cervello che provoca convulsioni ricorrenti.
Conflitto di attacco o imboscata: Sensazione di essere costantemente in pericolo, sotto minaccia o in una continua imboscata emotiva.

- *Malattia di Parkinson:* Disturbo neurodegenerativo che colpisce le cellule nervose del cervello responsabili del controllo dei movimenti. Si manifesta con sintomi come tremori, rigidità muscolare e difficoltà nei movimenti.
Conflitto di perdita di controllo: Sensazione di perdere il controllo sulla propria vita o situazione, specialmente sul movimento o sull'ambiente.

- *Alzheimer:* Malattia neurodegenerativa che colpisce i neuroni del cervello, causando perdita di

memoria, problemi cognitivi e alterazioni del comportamento.
Conflitto di voler dimenticare o fuggire dal presente: Desiderio inconscio di dimenticare una situazione emotiva difficile o traumatica.

- *Nevralgia:* Dolore intenso e lancinante lungo il percorso di un nervo, causato da danni o irritazione delle fibre nervose.
Conflitto di attacco all'integrità nervosa: Conflitto percepito come un attacco o un'aggressione che colpisce i nervi e la sensibilità.

3. Malattie degli organi sensoriali

- *Retinopatia:* Condizione che danneggia la retina, la parte dell'occhio derivata dall'ectoderma, e può causare perdita della vista. Un esempio comune è la retinopatia diabetica nelle persone affette da diabete.
Conflitto di paura per ciò che si vede o di non voler vedere qualcosa: Conflitto legato alla percezione visiva, sia in termini di paura nell'affrontare qualcosa che nel desiderio di evitarlo.

- *Glaucoma:* Disturbo oculare che danneggia il nervo ottico e può portare alla perdita della vista se non trattato.

Conflitto di controllo visivo: Sensazione di pressione o sovraccarico legata al bisogno di controllare ciò che accade o ciò che si vede.

- *Perdita dell'udito neurosensoriale:* Colpisce la coclea (orecchio interno) ed è causata da lesioni delle cellule ciliate dell'orecchio interno o da danni ai nervi acustici.
Conflitto di non voler ascoltare: Desiderio di bloccare o evitare di ascoltare qualcosa di doloroso o minaccioso.

4. Malattie legate alle mucose derivate dall'ectoderma

- *Laringite:* Infiammazione della mucosa della laringe che può causare raucedine, mal di gola e difficoltà a parlare.
Conflitto di non potersi esprimere: Difficoltà o blocco emotivo legati all'incapacità di dire ciò che si desidera.

- *Faringite:* Infiammazione della mucosa della faringe che provoca mal di gola, irritazione e talvolta febbre. Può essere causata da infezioni, irritanti o allergie.
Conflitto di non poter "ingoiare" una situazione: Difficoltà emotiva nell'accettare o "ingoiare" un'esperienza o situazione.

- *Rinite allergica:* Infiammazione del rivestimento mucoso del naso (epitelio olfattivo), manifestata con starnuti, congestione nasale e prurito. È causata dall'esposizione ad allergeni come polvere o polline.
Conflitto di attacco nasale o territoriale: Percezione di un'invasione o minaccia al territorio personale, specialmente legata all'ambiente circostante.

Altre patologie associate all'ectoderma

- *Alopecia areata:* Disturbo autoimmune che colpisce i follicoli piliferi, derivati dall'ectoderma, causando perdita di capelli a chiazze.
Conflitto di separazione o paura della separazione: Sensazione di perdita di contatto o paura di perdere una relazione importante.

- *Herpes zoster:* Infezione virale che colpisce i nervi e la pelle, in cui il virus dell'herpes riattivato causa dolore ed eruzioni cutanee. La pelle e il sistema nervoso sono entrambi coinvolti in questa condizione.
Conflitto di attacco o aggressione in una zona specifica: Sensazione di essere stati attaccati emotivamente o di aver subito un'aggressione in una parte del corpo, manifestata con dolore ed eruzione cutanea.

- **Microbi e l'ectoderma: il ruolo dei virus nella guarigione**

Durante la fase di guarigione dei tessuti ectodermici, i microbi svolgono un ruolo cruciale, come descritto dalla quarta legge biologica. Virus e alcune specie di batteri vengono attivati dal cervello per facilitare la riparazione dei tessuti danneggiati.

Virus e la guarigione della pelle
In condizioni come la dermatite o la psoriasi, i virus partecipano alla rigenerazione delle cellule epidermiche. Durante la fase di guarigione, sintomi come prurito e arrossamento possono essere correlati all'attività virale che contribuisce alla riparazione del tessuto.

Batteri e la rigenerazione del sistema nervoso
Nel sistema nervoso, alcuni batteri facilitano la rigenerazione dei nervi danneggiati. Durante questa fase, il corpo lavora per ripristinare la piena funzionalità del sistema nervoso, anche se ciò può essere accompagnato da sintomi dolorosi.

Microrganismi nella guarigione delle mucose
Nelle mucose, come quelle della bocca, della gola, del tratto respiratorio superiore e degli organi genitali esterni, i virus partecipano alla rigenerazione dei tessuti ulcerati. I batteri aiutano nell'eliminazione dei residui cellulari e promuovono la rigenerazione del tessuto danneggiato. Durante la fase di

guarigione, sintomi come infiammazione, irritazione, produzione di muco e dolore indicano che i virus stanno lavorando attivamente per ripristinare le mucose colpite.

Capitolo 5.1: Mesoderma recente

- **Il mesoderma recente**

Il mesoderma recente è uno degli strati germinali che si forma durante le fasi più avanzate dello sviluppo embrionale. È controllato dalla **sostanza bianca della corteccia cerebrale.** Gli organi derivati dal mesoderma recente sono legati alla forza, alla mobilità e alla capacità fisica, rendendoli componenti chiave dei conflitti di svalutazione di sé.

Un conflitto di svalutazione di sé si verifica quando una persona si sente incapace, inadeguata o insufficiente in qualche aspetto della propria vita. Ciò può accadere in situazioni che mettono alla prova le abilità fisiche, intellettuali o emotive dell'individuo. Lo shock emotivo legato a questa sensazione di insufficienza può innescare un DHS, attivando un SBS che colpisce i tessuti del mesoderma recente.

- **Tessuti associati**

- *Muscolatura striata:* responsabile del movimento volontario del corpo, come i muscoli delle estremità.

- *Vasi sanguigni:* includono arterie e vene, regolano la circolazione sanguigna e il controllo della pressione arteriosa.

- *Ovaie e testicoli:* responsabili della produzione di gameti (ovuli e spermatozoi) e ormoni sessuali.

- *Ghiandole surrenali (corteccia):* incaricate della produzione di ormoni come il cortisolo e l'aldosterone, che regolano la risposta allo stress e l'equilibrio dei liquidi e dei sali nel corpo.

- *Tendini e legamenti:* strutture che collegano le ossa tra loro o ai muscoli, essenziali per il movimento e la stabilità articolare.

- *Ossa lunghe:* la parte più interna delle ossa lunghe, anch'essa influenzata dai conflitti di svalutazione di sé.

- **Conflitti associati**

- *Conflitto di svalutazione di sé:*
Influisce sulle ossa. Quando una persona si sente senza valore o percepisce di aver fallito in un aspetto importante della propria vita, il corpo risponde con una decalcificazione delle ossa.

- *Conflitto di svalutazione di sé localizzata:*
A seconda del tipo di svalutazione, può colpire diverse parti del corpo. Ad esempio, se il conflitto riguarda la svalutazione della mano, può manifestarsi come artrite alle mani.

- *Conflitto motorio o di movimento:*
Colpisce la muscolatura striata. Questo conflitto emerge quando una persona sente di non poter muoversi o compiere un'azione importante, sia fisicamente che simbolicamente.

- *Conflitto di protezione:*
Influisce sulla pelle (derma). Questo conflitto è associato alla sensazione di dover proteggere sé stessi o qualcun altro da un attacco o una minaccia. Può manifestarsi sulla pelle come neurodermatite o sclerodermia.

- *Conflitto di attacco:*
Colpisce i tessuti connettivi e i vasi sanguigni. Questo conflitto è legato alla sensazione di essere attaccati, sia fisicamente che emotivamente. Può manifestarsi nel corpo con infiammazioni dei tessuti, come nel caso della vasculite o della fibromialgia.

- *Conflitto di non riuscire a resistere a una situazione:*
Colpisce tendini e legamenti. Sorge quando una persona sente di non poter resistere o sopportare un peso fisico o emotivo, portando a problemi come tendiniti o lesioni ai legamenti.

- *Conflitto di perdita di controllo:*
Influisce sul muscolo cardiaco. Questo conflitto si manifesta quando la persona sente di stare perdendo il controllo sulla propria vita o su una situazione importante. Può causare disturbi come l'infarto del miocardio.

- *Conflitto di sentirsi intrappolati:*
Colpisce il diaframma e i muscoli respiratori. Questo conflitto emerge quando una persona si sente intrappolata o soffocata in una situazione dalla quale non può scappare. Si manifesta con difficoltà respiratorie o problemi legati al diaframma.

- *Conflitto di struttura o sostegno:*
Influisce sulla colonna vertebrale e sulle articolazioni. Questo conflitto si presenta quando una persona sente di non avere supporto o struttura nella propria vita. Può provocare disturbi come ernie discali o artriti nelle articolazioni.

*È importante considerare che i conflitti emotivi possono avere interpretazioni complesse, e questo può far sì che uno stesso conflitto colpisca diversi organi derivati da strati germinali differenti, a seconda di come la persona vive e percepisce tale conflitto.

Ogni conflitto è primariamente associato a uno strato germinale e agli organi che ne derivano, secondo la teoria della NMG. Tuttavia, uno stesso conflitto può interessare organi di strati diversi, se viene interpretato da prospettive emotive o biologiche differenti.*

- **Malattie correlate al mesoderma recente**

- Osteoporosi:
Perdita di densità ossea che indebolisce le ossa, rendendole più suscettibili a fratture.
Conflitto associato: Conflitto di svalutazione di sé. La persona sente di non avere valore o di aver fallito in un aspetto importante della sua vita, portando alla decalcificazione delle ossa. Questo processo mira, in ultima analisi, a rafforzare la struttura corporea, adattando l'organismo per renderlo più resistente a future situazioni che provocano sentimenti di svalutazione di sé.

- Artrite:
Infiammazione delle articolazioni che causa dolore, rigidità e perdita di movimento, interessando comunemente mani, ginocchia o anche.
Conflitto associato: Conflitto di svalutazione di sé localizzata. La persona prova una sensazione di inutilità o incapacità di svolgere una funzione specifica nell'area interessata.

- Fibromialgia:
Disturbo che provoca dolore generalizzato nei muscoli e nei tessuti molli, accompagnato da stanchezza e sensibilità.
Conflitto associato: Conflitto di attacco. La persona percepisce di essere attaccata fisicamente o emotivamente, causando infiammazione e dolore nei tessuti connettivi e muscolari.

- *Ernia:*
Protrusione di un organo attraverso un punto debole nella parete addominale.
Conflitto associato: Perdita di supporto o integrità. Riflette una sensazione di debolezza emotiva o mancanza di supporto in situazioni importanti della vita.

- *Sclerodermia:*
Indurimento e ispessimento della pelle, che può limitare il movimento e, nei casi gravi, danneggiare gli organi interni.
Conflitto associato: Conflitto di protezione. La persona sente il bisogno di proteggersi da un attacco o una minaccia esterna, portando il corpo a generare un indurimento della pelle.

- *Tendinite:*
Infiammazione dei tendini, che causa dolore e difficoltà nel muovere le articolazioni colpite.
Conflitto associato: Conflitto di non riuscire a resistere a una situazione. La persona sente di non poter sopportare un peso fisico o emotivo, provocando infiammazione nei tendini.

- *Infarto del miocardio:*
Danno al muscolo cardiaco dovuto a un'interruzione del flusso sanguigno, che può causare dolore al petto e, nei casi gravi, la morte.
Conflitto associato: Conflitto di perdita di controllo.

La persona sente di perdere il controllo su una situazione importante, colpendo il muscolo cardiaco.

- *Ernia del disco:*
Spostamento di un disco nella colonna vertebrale, che può causare dolore, intorpidimento o debolezza.
Conflitto associato: Conflitto di struttura o supporto. La persona percepisce di non avere supporto o struttura nella propria vita, riflettendosi in problemi alla colonna vertebrale.

- *Difficoltà respiratoria:*
Problemi respiratori che includono la sensazione di mancanza d'aria o pressione al petto.
Conflitto associato: Conflitto di sentirsi intrappolati. La persona si sente intrappolata o soffocata in una situazione da cui non può fuggire, influenzando i muscoli respiratori e il diaframma.

- **Il ruolo dei microbi nella guarigione del mesoderma recente**

I microbi, come batteri e virus, svolgono un ruolo cruciale durante la fase di guarigione, secondo la quarta legge biologica della NMG. Nei tessuti derivati dal mesoderma recente, alcuni tipi di batteri partecipano al processo di decomposizione delle cellule danneggiate e alla rigenerazione dei tessuti.

Questi microbi non sono considerati patogeni, ma collaboratori nel ripristino dell'equilibrio biologico.

Nei muscoli, i batteri possono contribuire a eliminare i residui delle cellule danneggiate durante la fase di conflitto attivo, facilitando la formazione di nuove fibre muscolari. Questo processo può essere accompagnato da febbre e dolori muscolari, segni che il corpo è in pieno processo di riparazione. L'infiammazione è anch'essa una risposta naturale durante questa fase, poiché i microbi lavorano per pulire i detriti cellulari e supportare la rigenerazione del tessuto.

Nei vasi sanguigni, i microbi possono aiutare a decomporre le cellule danneggiate e a riparare le pareti vascolari. Questo processo può causare fluttuazioni della pressione arteriosa, così come una fatica estrema, mentre il corpo si riequilibra. Sintomi come febbre e mal di testa possono essere presenti, ma indicano che i microbi stanno collaborando attivamente alla rigenerazione.

Capitolo 5.2: Mesoderma antico

- **Il mesoderma antico**

Il mesoderma antico è uno degli strati germinali che si forma durante lo sviluppo embrionale. Questo strato è controllato dal **cervelletto**, una parte del cervello situata nella parte posteriore, sotto gli emisferi cerebrali. Da questo strato derivano strutture chiave come i muscoli lisci e alcune membrane. Questi tessuti sono coinvolti nei conflitti biologici legati alla protezione e all'integrità.

Durante la fase di conflitto attivo, i muscoli lisci possono entrare in una contrazione prolungata (ipertonia), influenzando il funzionamento degli organi interni. Quando il conflitto si risolve, il corpo entra nella fase di guarigione, durante la quale i muscoli lisci iniziano a rigenerarsi e tendono a ispessirsi per offrire maggiore protezione, riflettendo il senso biologico di rafforzarsi per affrontare future aggressioni. In questa fase possono manifestarsi crampi, dolore o una sensazione di debolezza negli organi interessati. Ciò è dovuto al rilassamento dei muscoli e al ripristino del flusso normale negli organi, come nei vasi sanguigni o nell'intestino.

Il mesoderma antico si differenzia dal mesoderma recente in quanto la sua funzione è più centrata sulla difesa e protezione dagli attacchi esterni, mentre il mesoderma recente è associato alla struttura, al movimento e ai conflitti di svalutazione di sé.

- **Tessuti associati**

- *Derma:* lo strato profondo della pelle che offre protezione e resistenza.

- *Peritoneo:* la membrana che riveste la cavità addominale e sostiene gli organi addominali.

- *Pleura:* la membrana che riveste i polmoni e la cavità toracica.

- *Pericardio:* la membrana che circonda e protegge il cuore.

- *Muscolatura liscia:* coinvolta nella contrazione involontaria in organi come i vasi sanguigni e il tratto digestivo.

- *Ghiandole mammarie:* la loro funzione principale è la produzione e secrezione di latte.

- **Conflitti associati**

- Conflitti di attacco o minaccia all'integrità fisica:
Questo tipo di conflitto è legato alla percezione di un attacco diretto all'integrità fisica, come un incidente o una malattia che compromette la protezione del corpo. Colpisce organi come il peritoneo, il pericardio e la pleura, che sono membrane protettive che avvolgono gli organi vitali.

- Conflitti di integrità:
Questo conflitto è associato alla percezione di un danno o una perdita di integrità fisica del corpo, influenzando strutture come la pelle antica (strato profondo, derma). Una persona che vive un conflitto di integrità potrebbe sviluppare un ispessimento della pelle o cambiamenti nel derma, come un meccanismo per "rafforzare" la protezione.

- Conflitto di protezione:
Influisce sulle ghiandole mammarie o sulle membrane sierose. Questo conflitto è legato alla necessità di proteggere i propri cari o la casa. Nelle donne, colpisce le ghiandole mammarie, simbolicamente associate alla protezione dei figli. Anche le membrane sierose (come la pleura, il peritoneo e il pericardio) possono essere interessate, poiché proteggono gli organi interni.

- Conflitti di perdita di protezione:
Questi conflitti si associano alla sensazione di non

riuscire a proteggere o difendere una parte del corpo o una persona vicina. Gli organi interessati sono spesso le membrane sierose (peritoneo, pleura), che agiscono come barriere protettive degli organi interni. Una persona che percepisce di aver fallito nel proteggere qualcosa di importante potrebbe sviluppare disturbi in queste membrane.

- *Conflitto di svalutazione legato alla protezione:*
Colpisce le ghiandole mammarie e le membrane sierose. Questo conflitto si verifica quando la persona sente di aver fallito nel proprio ruolo protettivo, specialmente in relazione alla casa o ai figli. La sensazione di svalutazione nella capacità di proteggere può influenzare le ghiandole mammarie (nel caso delle donne) o le membrane sierose, che funzionano come barriere protettive biologiche del corpo.

- *Conflitto di necessità di protezione:*
Influisce sulle ghiandole mammarie o sulle membrane sierose. Questo conflitto emerge quando una persona sente il bisogno di protezione, per sé stessa o per la propria famiglia. Colpisce le ghiandole mammarie nelle donne o le membrane sierose in generale, che agiscono come barriere protettive degli organi.

*È importante considerare che i conflitti emotivi possono avere interpretazioni complesse, e questo può far sì che uno stesso

conflitto colpisca diversi organi derivati da strati germinali differenti, a seconda di come la persona vive e percepisce tale conflitto.

Ogni conflitto è primariamente associato a uno strato germinale e agli organi che ne derivano, secondo la teoria della NMG. Tuttavia, uno stesso conflitto può interessare organi di strati diversi se viene interpretato da prospettive emotive o biologiche differenti.*

- **<u>Malattie o patologie correlate al mesoderma antico</u>**

- Pleurite:
Infiammazione della pleura, la membrana che riveste i polmoni e la cavità toracica. Questa condizione può causare dolore toracico e difficoltà respiratorie.
Conflitto associato: Problemi di protezione e sofferenza emotiva, in cui l'individuo sente che la propria sicurezza è minacciata o che manca del supporto necessario in situazioni difficili.

- Peritonite:
Infiammazione del peritoneo, la membrana che riveste la cavità addominale e gli organi interni. Può causare dolore addominale severo e sintomi di irritazione addominale.
Conflitto associato: Situazioni di aggressione o attacco nell'ambiente, in cui l'individuo si sente esposto a pericoli esterni o conflitti familiari.

- *Pericardite:*
Infiammazione del pericardio, la membrana che avvolge il cuore. I sintomi possono includere dolore toracico e difficoltà respiratorie.
Conflitto associato: Preoccupazioni riguardanti la protezione dei propri cari e l'insicurezza emotiva, in cui l'individuo percepisce una minaccia verso ciò che valorizza o teme per la sicurezza di coloro che ama.

- *Diverticolite:*
Infiammazione dei diverticoli nel colon, che provoca dolore addominale e febbre.
Conflitto associato: Difficoltà nel processare situazioni o emozioni. Questo conflitto può riflettere difficoltà nel gestire situazioni della vita o emozioni irrisolte.

- *Fibromi:*
Tumori benigni che possono comparire sulla pelle o nei tessuti sottostanti.
Conflitto associato: Svalutazione di sé o protezione. Riflettono un conflitto interno legato all'autostima e alla necessità di proteggersi emotivamente.

- *Cisti:*
Sacche piene di liquido che possono formarsi in diverse parti del corpo.
Conflitto associato: Conflitti di protezione legati all'integrità del tessuto. Indicano un tentativo di creare una barriera emotiva contro esperienze dolorose o situazioni stressanti.

- **I microbi nel mesoderma antico**

I microbi giocano un ruolo cruciale nel prevenire la formazione di tessuto cicatriziale indesiderato, permettendo una guarigione più efficiente e un funzionamento corretto del tessuto dopo la fase di recupero. Durante questa fase, è comune la presenza di edema (gonfiore) dovuto all'accumulo di fluidi e prodotti di scarto. I microbi aiutano a gestire e ridurre questa infiammazione grazie alla loro attività nel sito della guarigione.

Capitolo 6: Endoderma

- **L'endoderma: origine embrionale e relazione con i conflitti biologici**

L'endoderma è lo strato germinale più interno, formatosi nelle prime fasi dello sviluppo embrionale. Da esso derivano gli organi interni del corpo, come il sistema digestivo, il sistema respiratorio, il fegato e le ghiandole associate. Questo strato embrionale è controllato dal tronco cerebrale, la parte più antica del cervello in termini evolutivi, che regola i tessuti e gli organi derivati dall'endoderma, come quelli legati alla digestione, alla respirazione e ad altri sistemi vitali.

I tessuti endodermici sono strettamente correlati ai conflitti biologici di sopravvivenza, alla paura della morte o alla mancanza di cibo, poiché questi organi sono fondamentali per mantenere le funzioni vitali dell'organismo.

I conflitti di sopravvivenza si manifestano in situazioni in cui la persona percepisce che la propria vita o quella dei suoi cari è in pericolo. Tali conflitti possono insorgere quando la persona si sente minacciata dalla mancanza di cibo, acqua, aria o qualsiasi elemento ritenuto essenziale per la sua sussistenza. Quando vive una situazione simile, il cervello attiva un DHS, che innesca un SBS negli organi derivati dall'endoderma.

Durante la fase attiva del conflitto, il corpo aumenta l'attività cellulare negli organi vitali, come il sistema digestivo o respiratorio, per massimizzare la loro efficienza e garantire la sopravvivenza. Quando il conflitto viene risolto, il corpo elimina le cellule in eccesso e ristabilisce il proprio equilibrio biologico.

- **Tessuti associati**

- *Sistema digestivo:* mucosa dello stomaco, intestino tenue e crasso (escluso il retto), pancreas (tessuto funzionale, non i dotti), fegato (tessuto funzionale).

- *Sistema respiratorio:* bronchi e polmoni.

- *Ghiandole:* ghiandole salivari, tiroidee e paratiroidee, ghiandole del sistema digestivo (come fegato e pancreas).

- *Cistifellea:* mucosa che riveste la cistifellea.

- *Rene primitivo:* parte del rene associata all'escrezione dei rifiuti.

- *Tonsille:* tessuti delle tonsille. Questi tessuti sono legati a funzioni di base per la sopravvivenza e tendono a essere influenzati da conflitti biologici relativi alla sussistenza, alla paura della morte, all'alimentazione o alla respirazione.

- **Conflitti associati**

- Conflitti di paura di morire o soffocare:
Questo conflitto è legato alla percezione di una minaccia imminente alla vita o alla paura di non riuscire a respirare. Colpisce organi come i polmoni (in particolare gli alveoli polmonari), responsabili della respirazione. Un esempio comune è una persona che, percependo una situazione di pericolo mortale, sviluppa una crescita cellulare nei polmoni come adattamento biologico per aumentare la capacità respiratoria.

- Conflitti di fame o paura di morire di fame:
Colpisce principalmente lo stomaco, gli intestini e altri organi digestivi. Quando una persona vive un conflitto legato alla mancanza di cibo o all'impossibilità di nutrirsi adeguatamente, possono insorgere problemi digestivi. Un esempio è un'ulcera gastrica come risposta biologica alla sensazione di "carestia".

- *Conflitti di territorio in relazione al cibo:*
Questo conflitto è associato alla percezione di non poter ottenere, ingerire o trattenere il cibo nel proprio "territorio". Gli organi colpiti sono spesso gli intestini e le ghiandole secretorie del tratto digestivo. Può manifestarsi sotto forma di disturbi intestinali o cambiamenti nella digestione.

- *Conflitti di disgusto o incapacità di digerire una situazione:*
Questi conflitti colpiscono principalmente gli organi del sistema digestivo, come il fegato e gli intestini, e sono legati all'incapacità di accettare o "digerire" una situazione emotivamente sgradevole. Un conflitto di disgusto può causare disturbi intestinali, come la crescita cellulare nelle pareti dell'intestino tenue.

- *Conflitti di paura di perdere la vita a causa di intossicazione:*
Questo conflitto colpisce gli organi responsabili della disintossicazione e dell'eliminazione dei rifiuti, come il fegato e i reni. Una persona che vive un conflitto legato alla paura di essere avvelenata o di introdurre nel proprio corpo una sostanza tossica potrebbe sviluppare problemi epatici o renali come risposta biologica.

- *Conflitti di paura di non poter trattenere ciò che è necessario:*
Questi conflitti sono associati all'incapacità di trattenere alimenti o liquidi vitali, colpendo i reni o

gli organi di eliminazione. Un esempio è la ritenzione idrica o i problemi nel sistema urinario, quando la persona percepisce che la propria vita è minacciata dalla mancanza di risorse.

È importante considerare che i conflitti emotivi possono avere interpretazioni complesse, e questo può far sì che uno stesso conflitto colpisca diversi organi derivati da strati germinali differenti, a seconda di come la persona vive e percepisce tale conflitto.

Ogni conflitto è primariamente associato a uno strato germinale e agli organi che ne derivano, secondo la teoria della NMG. Tuttavia, uno stesso conflitto può interessare organi di strati diversi se viene interpretato da prospettive emotive o biologiche differenti.

- **<u>Patologie correlate all'endoderma</u>**

- Cancro del colon:
È un tumore maligno che si sviluppa nel colon o nel retto. I sintomi possono includere cambiamenti nelle abitudini intestinali, presenza di sangue nelle feci e dolore addominale.
Conflitto biologico: Il cancro del colon è associato alla paura di morire di fame o all'incapacità di digerire il cibo necessario per la sopravvivenza. Questo conflitto può essere collegato a situazioni in

cui la persona sente di non poter "assimilare" o "digerire" una situazione difficile o preoccupante nella propria vita.

- *Bronchite:*
Infiammazione dei bronchi, che può essere acuta o cronica, caratterizzata da tosse e difficoltà respiratorie.
Conflitto biologico: La bronchite è correlata a conflitti biologici legati alla paura di non poter respirare o alla mancanza d'aria in situazioni di stress. Ad esempio, una persona che affronta una situazione percepita come opprimente o soffocante può sviluppare questo tipo di conflitto.

- *Ulcere gastriche:*
Lesioni della mucosa dello stomaco che causano dolore e disagio.
Conflitto biologico: Le ulcere gastriche sono associate a conflitti biologici legati all'incapacità di digerire una situazione emotiva o alla paura della carestia. Questo conflitto può emergere quando una persona sente di non poter gestire una situazione stressante o teme di non avere le risorse necessarie per sopravvivere.

- *Asma:*
Malattia respiratoria cronica che provoca sibili e difficoltà respiratorie.
Conflitto biologico: Paura di non poter inalare adeguatamente, spesso legata alla percezione di

essere intrappolati o in pericolo. Questa condizione innesca una risposta di "lotta o fuga" nel corpo.

- *Epatite:*
Infiammazione del fegato, che può essere causata da infezioni o tossine.
Conflitto biologico: L'epatite è associata a conflitti legati alla sopravvivenza e alla sensazione di non poter filtrare le tossine o gli elementi dannosi che minacciano la vita. Questi conflitti possono essere collegati a situazioni in cui la persona percepisce di essere influenzata da qualcosa di "tossico".

- **Microbi e l'endoderma: il ruolo dei batteri nella guarigione**

Durante la fase di conflitto attivo, gli organi del sistema digestivo possono aumentare il numero di cellule per migliorare la capacità digestiva. Durante la fase di guarigione, i batteri intestinali lavorano per decomporre le cellule in eccesso nel rivestimento del colon e dello stomaco. Questo processo può essere accompagnato da febbre e diarrea, segnali che il corpo sta eliminando le cellule superflue e ripristinando la funzionalità del sistema digestivo.

Nel sistema respiratorio, durante la fase di conflitto attivo, i tessuti possono aumentare il loro spessore per facilitare l'assorbimento di ossigeno. Durante la fase di guarigione, il corpo elimina le cellule aggiuntive e ristabilisce la normale funzione polmonare. Questa fase può presentare sintomi come tosse, febbre o infezioni respiratorie, che riflettono il processo di riparazione e pulizia del sistema respiratorio.

Capitolo 7: La lateralità biologica nella Nuova Medicina Germanica

La lateralità biologica gioca un ruolo cruciale nella manifestazione dei conflitti emotivi nel corpo. I sintomi fisici che emergono da un conflitto emotivo non si manifestano in modo casuale, ma seguono un modello biologico basato sulla lateralità dell'individuo, ovvero se la persona è destrimane o mancina.

Questo principio di lateralità determina da quale lato del corpo si svilupperanno i sintomi legati a un conflitto specifico. Per una persona destrimane, i conflitti emotivi relativi all'ambiente familiare più vicino (come la madre o i figli) tendono a influenzare il lato sinistro del corpo. Al contrario, i conflitti con l'ambiente sociale più ampio (come il padre, il partner o il lavoro) si manifestano sul lato destro. Nelle persone mancine, questo schema si inverte: i conflitti familiari vicini colpiscono il lato destro, mentre i conflitti sociali più ampi si manifestano sul lato sinistro.

La lateralità non solo determina il lato del corpo in cui si manifestano i conflitti, ma influisce anche su quali organi o tessuti saranno coinvolti. Ad esempio, un conflitto di separazione, come la perdita del contatto fisico con una persona cara, può colpire l'epidermide, lo strato più esterno della pelle. In una persona destrimane, questo conflitto di separazione si rifletterebbe sul lato sinistro del corpo, mentre in una persona mancina colpirebbe il lato destro. Analogamente, i conflitti di svalutazione di sé, che possono interessare ossa o muscoli, seguiranno lo stesso schema: i destrimani sperimenteranno i sintomi sul lato destro, mentre i mancini li sentiranno sul lato sinistro.

L'identificazione corretta della lateralità è fondamentale per interpretare adeguatamente come e dove un conflitto emotivo si manifesterà nel corpo. Non si tratta solo della preferenza per l'uso di una mano, ma di un fattore chiave che definisce come il cervello distribuisce e gestisce i conflitti biologici.

Inoltre, è comune che durante la fase di guarigione il corpo attraversi un picco di sintomi noto come crisi epileptoide, un breve ma intenso peggioramento dei sintomi prima che il processo di guarigione sia completato. Anche questa crisi segue il modello di lateralità e colpisce lo stesso lato del corpo in cui si è originato il conflitto.

Comprendere la lateralità biologica è, quindi, essenziale per una corretta interpretazione dei sintomi. Questo concetto non solo aiuta a identificare la natura del conflitto emotivo sottostante, ma consente anche di prevedere il corso del processo di guarigione, offrendo una visione più chiara e precisa di come i conflitti emotivi si traducano in sintomi fisici.

Identificare correttamente la lateralità di una persona è un passaggio cruciale per applicare i principi della NMG in modo efficace e garantire che il processo di guarigione segua il suo corso naturale, rispettando l'equilibrio tra mente, cervello e corpo.

Capitolo 8: Metodi di diagnosi

- **Introduzione alla diagnosi nella NMG**

La diagnosi si basa sull'identificazione dei conflitti emotivi e biologici che influenzano direttamente il corpo. Invece di concentrarsi esclusivamente sui sintomi fisici, come fa la medicina convenzionale, la NMG pone l'attenzione sugli eventi traumatici emotivi vissuti dal paziente. Questi eventi, noti come shock biologici (DHS), innescano programmi biologici speciali (SBS), che rappresentano risposte adattative del corpo a conflitti inaspettati e drammatici.

1. Approccio generale alla diagnosi

Il processo diagnostico inizia con la ricerca del DHS. Questo evento traumatico innesca un SBS. La diagnosi mira a identificare quando e come è avvenuto questo shock emotivo, poiché esso determina il decorso della malattia. È fondamentale che il paziente ricordi il momento preciso in cui ha vissuto un conflitto emotivo significativo e che associ tale evento all'insorgenza dei sintomi fisici. Questo shock emotivo ha un impatto simultaneo su tre livelli:

- *Psiche:* Il conflitto emotivo influisce sulla mente del paziente, mantenendolo in uno stato di stress finché il conflitto non viene risolto.

- *Cervello:* Il DHS lascia una traccia visibile nel cervello, nota come Foco di Hamer (FH), che può essere rilevata tramite una tomografia computerizzata (TAC).

- *Organo:* Ogni conflitto emotivo è collegato a uno specifico organo, causando cambiamenti nei tessuti o nell'organo interessato.

La diagnosi determina anche in quale fase si trova la malattia:

- Se il conflitto è ancora *attivo*, il corpo si trova in una fase *simpaticotonica* (lotta o allerta).
- Se il conflitto è stato *risolto*, il corpo entra nella fase di guarigione (*vagotonia*).

Questa distinzione influisce sui sintomi che il paziente manifesta in ogni fase.

Il DHS può manifestarsi in modi diversi, a seconda del tipo di conflitto vissuto e della sua intensità. In alcuni casi, il paziente può aver affrontato un conflitto acuto e ben definito; in altri, il conflitto potrebbe essere stato sottile o prolungato.

I conflitti a lungo termine possono derivare dall'incapacità di risolvere tensioni emotive persistenti, come:

- insoddisfazione lavorativa,
- problemi familiari continui,
- difficoltà economiche,
- accumulo di stress emotivo.

Questi **micro-shock** accumulati possono portare il corpo a uno stato di conflitto biologico prolungato, che, secondo la NMG, finisce per colpire il cervello e gli organi corrispondenti.

Invece di passare attraverso una chiara fase attiva e una fase di guarigione, i conflitti emotivi a lungo termine possono mantenere l'individuo in una fase attiva di minore intensità ma costante. Ciò significa che l'organo corrispondente può essere continuamente colpito, portando, secondo Hamer, a una malattia cronica o ricorrente.

In ogni situazione, l'identificazione accurata del DHS è essenziale per guidare il trattamento. Questo approccio consente di comprendere meglio l'origine del conflitto emotivo, il suo impatto sul corpo e il percorso per il recupero.

2. Differenze chiave con i metodi convenzionali

- Focus sul conflitto emotivo (DHS):

A differenza della medicina convenzionale, che si concentra principalmente sui sintomi fisici, la NMG si focalizza sul conflitto emotivo sottostante che ha innescato la malattia. Il DHS rappresenta il punto di partenza della diagnosi e, senza la sua identificazione, non è possibile comprendere appieno l'origine della malattia.

- *Connessione psiche-cervello-organo:*
La NMG analizza la relazione tra il conflitto emotivo, la sua manifestazione nel cervello e l'interessamento dell'organo. Questo si contrappone all'approccio convenzionale, che considera il corpo e i sintomi in modo più segmentato, senza esplorare la connessione emotiva.

- *Decorso della malattia in due fasi:*
Tutte le malattie seguono un decorso in due fasi: la fase attiva del conflitto e la fase di guarigione. Mentre la medicina convenzionale tende a trattare i sintomi nel momento in cui si presentano, la NMG cerca di comprendere se il paziente si trova ancora in conflitto o se è già nel processo di risoluzione, determinando così la natura dei sintomi.

- *Ruolo dei microbi:*
Nella medicina convenzionale, i microbi sono considerati agenti patogeni che causano malattie. Nella NMG, invece, i microbi sono collaboratori essenziali nella fase di guarigione, aiutando a

riparare e rigenerare i tessuti danneggiati durante la fase attiva del conflitto.

- *Individualizzazione della diagnosi:*
Mentre nella medicina convenzionale le malattie vengono diagnosticate in modo simile tra diversi pazienti basandosi sui sintomi, nella NMG ogni diagnosi è unica, poiché il conflitto emotivo che l'ha originata è personale e individuale. L'esperienza emotiva specifica del paziente è centrale in tutto il processo diagnostico.

- **L'importanza della storia emotiva del paziente**

La storia emotiva del paziente è fondamentale per comprendere l'origine e lo sviluppo di qualsiasi malattia. A differenza della medicina convenzionale, che si focalizza principalmente sui sintomi fisici, la NMG sottolinea l'importanza di esplorare il contesto emotivo in cui si è verificato lo shock biologico (DHS).

Il processo diagnostico richiede una profonda indagine nella vita emotiva del paziente per identificare l'evento traumatico che ha innescato il programma biologico speciale (SBS) e, di conseguenza, la malattia.

Questi eventi non devono necessariamente essere recenti; in alcuni casi, il conflitto emotivo può essersi verificato mesi o addirittura anni prima dell'apparizione dei primi sintomi fisici.

Durante questo processo, il paziente può arrivare a identificare conflitti legati a:

- Perdita di una persona cara o separazione emotiva.
- Sensazione di svalutazione o fallimento.
- Conflitti di territorio o di sopravvivenza.

Identificando questi conflitti emotivi, il terapeuta della NMG può iniziare a connettere gli eventi traumatici con i sintomi fisici presentati dal paziente.

- **<u>Relazione con il cervello</u>**

1. Il cervello come centro di controllo

Il cervello agisce come un centro di controllo biologico che collega ogni conflitto emotivo a un organo o tessuto del corpo. Hamer ha proposto che il cervello sia suddiviso in aree diverse, ciascuna associata a tipi specifici di conflitti emotivi e, a sua volta, agli organi corrispondenti:

- *Tronco cerebrale:* la parte più primitiva del cervello, è collegato agli organi derivati dall'endoderma, come gli organi digestivi (ad esempio, l'intestino) e i polmoni, nonché ad altri tessuti legati alla sopravvivenza di base.

- *Cervelletto:* è associato ai conflitti di protezione e integrità. Controlla gli organi derivati dal mesoderma antico, come il peritoneo, il pericardio, la pleura e tessuti come le ghiandole mammarie.

- *Sostanza bianca della corteccia cerebrale:* gestisce i conflitti di autovalutazione e controlla gli organi derivati dal mesoderma recente, come i muscoli, le ossa e i vasi sanguigni.

- *Corteccia cerebrale:* è collegata agli organi derivati dall'ectoderma, come la pelle e il sistema nervoso, che rispondono a conflitti legati al contatto e alla separazione.

Per la NMG, identificare l'area del cervello interessata permette non solo di individuare l'organo colpito, ma anche il tipo di conflitto emotivo alla base del problema.

2. La diagnosi attraverso la tomografia computerizzata cerebrale (TAC)

Uno dei pilastri della diagnosi nella NMG è l'uso della tomografia computerizzata cerebrale (TAC). Hamer sosteneva che un conflitto emotivo non risolto lasciasse un segno nel cervello, visibile in una TAC come una serie di anelli concentrici. Questo segno, chiamato **foco di Hamer**, si localizzerebbe in un'area cerebrale specifica in base al tipo di conflitto emotivo che la persona sta vivendo.

L'analisi di questi foci consente, secondo Hamer, di identificare sia il tipo di conflitto emotivo subito dal paziente sia l'organo interessato. Hamer affermava che questi anelli concentrici potevano essere rilevati in qualsiasi persona che stesse vivendo un conflitto emotivo attivo e che la risoluzione del conflitto avrebbe portato alla guarigione del conflitto stesso e della malattia associata.

- *Fase attiva del conflitto:* Durante questa fase, il conflitto emotivo è al suo culmine e il foco di Hamer è chiaramente visibile nella TAC.
- *Fase di guarigione:* Dopo la risoluzione del conflitto, la NMG sostiene che il foco scompaia, indicando l'inizio della guarigione dell'organo colpito.

È fondamentale sottolineare che questa teoria manca di supporto scientifico. Non è stato dimostrato in modo consistente che questi anelli corrispondano a conflitti emotivi. Studi medici ritengono che questi schemi visibili nelle tomografie siano spesso artefatti tecnici, ovvero errori nell'immagine, e non abbiano una correlazione provata con malattie o processi emotivi. Inoltre, la maggior parte della comunità scientifica non ha trovato evidenze oggettive a supporto della relazione diretta tra questi "foci" e lo sviluppo di malattie fisiche.

3. Relazione tra i foglietti embrionali e il cervello

La NMG collega lo sviluppo delle malattie ai foglietti embrionali del corpo umano, ciascuno dei quali è controllato da diverse aree del cervello. Hamer suddivide i foglietti in tre gruppi principali, formati durante lo sviluppo embrionale:

- *Endoderma:* Controllato dal tronco cerebrale, è associato agli organi più antichi dal punto di vista evolutivo, come l'intestino e i polmoni.

- *Mesoderma:* Associato al cervelletto e alla sostanza bianca della corteccia cerebrale, colpisce muscoli, ossa e alcune membrane.

- *Ectoderma:* Sotto il controllo della corteccia cerebrale, è legato agli organi più recenti in termini evolutivi, come la pelle e il sistema nervoso.

Ogni foglietto embrionale risponde in modo specifico ai conflitti emotivi, rinforzando l'idea che il cervello funzioni come una mappa che riflette questi conflitti a livello fisico.

- **Interpretazione dei risultati**

L'interpretazione dei risultati richiede una valutazione integrata che combini l'analisi delle immagini cerebrali, i sintomi fisici e la storia emotiva del paziente. È essenziale comprendere che il trattamento e la risoluzione delle malattie passano attraverso l'identificazione e la risoluzione del conflitto biologico sottostante.

- **Metodi clinici complementari**

Sebbene il focus principale della diagnosi si basi sull'identificazione dello shock biologico (DHS) e dei foci di Hamer (FH) nel cervello, i metodi diagnostici tradizionali mantengono un ruolo importante nella valutazione dello stato di salute del paziente. Questi metodi possono essere utilizzati per monitorare la fase di guarigione o gli effetti fisici di un conflitto emotivo risolto, completando così l'analisi basata sulle cinque leggi biologiche.

1. Analisi del sangue

Le analisi del sangue restano uno strumento utile nella medicina complementare della NMG. Durante la fase di guarigione, il corpo affronta processi di infiammazione, rigenerazione ed eliminazione dei tessuti danneggiati. Le analisi del sangue consentono di monitorare questi processi attraverso:

- *Livelli di globuli bianchi:* Durante la fase di guarigione, i globuli bianchi (leucociti) possono aumentare, indicando l'attivazione del sistema immunitario per facilitare la riparazione dei tessuti.

- *Marcatori infiammatori:* Proteine come la PCR (proteina C reattiva) o la VES (velocità di eritrosedimentazione) possono essere elevate durante la fase di guarigione, segnalando la presenza di infiammazione.

- *Funzione epatica e renale:* Il fegato e i reni svolgono un ruolo chiave nell'eliminazione delle tossine e nella rigenerazione dei tessuti. Analisi come ALT, AST (per il fegato) e creatinina, urea (per i reni) aiutano a monitorare la gestione dei rifiuti metabolici durante la fase di recupero.

Queste analisi non vengono utilizzate per rilevare malattie nella fase attiva del conflitto, ma piuttosto per osservare i progressi del corpo nella guarigione e rigenerazione.

2. X-rays

Le radiografie sono utili per visualizzare gli effetti fisici su ossa, articolazioni e tessuti duri durante la fase di guarigione di un conflitto biologico. Durante questa fase è possibile osservare:

- *Rigenerazione ossea:* Nelle radiografie possono emergere segni di calli ossei o ispessimenti, che indicano che le ossa stanno guarendo dopo una frattura o lesione originata nella fase attiva del conflitto.

- *Demineralizzazione ossea:* Le radiografie possono mostrare aree di demineralizzazione nelle ossa, comuni durante la fase attiva di un conflitto di svalutazione. Nella fase di guarigione, il tessuto si rigenera, e le radiografie possono rivelare la rimodellazione ossea.

Questi metodi permettono di valutare i progressi della riparazione dei tessuti duri dopo la risoluzione del conflitto emotivo.

3. Ecografie

Le ecografie consentono di osservare gli organi molli e sono particolarmente utili per valutare la fase di guarigione dei tessuti derivati dall'endoderma e dal mesoderma antico, come lo stomaco, i polmoni, le ghiandole mammarie e il fegato.

- *Tessuti ghiandolari:* Durante la fase di guarigione di un conflitto di protezione (ad esempio, nelle ghiandole mammarie), l'ecografia può evidenziare rigenerazione o infiammazione dei tessuti ghiandolari.

- **Cavità corporee:** Le ecografie possono rilevare l'accumulo di liquidi, una caratteristica comune della fase di guarigione. Ad esempio, è possibile osservare la presenza di liquido nella cavità pleurica o addominale, indicando che il corpo sta lavorando per riparare i danni causati dal conflitto biologico.

In questi casi, le ecografie sono uno strumento prezioso per monitorare i cambiamenti nei tessuti durante la fase di guarigione e per individuare eventuali complicazioni, come infezioni o accumuli eccessivi di liquidi, che potrebbero richiedere un intervento medico.

4. Tomografie computerizzate (TAC)

Le TAC sono fondamentali per identificare i foci di Hamer nel cervello e possono essere utilizzate anche per monitorare i progressi della fase di guarigione negli organi interessati.

- *Organi interni:* Le TAC consentono di visualizzare con precisione i cambiamenti strutturali negli organi interni, come la crescita cellulare avvenuta durante la fase attiva del conflitto e il modo in cui questi tessuti vengono riparati nella fase di guarigione.

- *Valutazione del cervello:* Le TAC possono anche mostrare cambiamenti nell'aspetto del foco di Hamer nel cervello. Secondo la NMG, un foco che appare sfocato indica che il conflitto è in via di risoluzione e che il cervello è nella fase di guarigione.

5. *Risonanze magnetiche (RM)*

Le risonanze magnetiche offrono una visione dettagliata dei tessuti molli e possono completare le TAC durante la fase di guarigione. Le RM consentono di osservare con precisione i processi di rigenerazione cellulare nei tessuti, come muscoli, organi interni e sistema nervoso.

- *Tessuti molli:* Le RM sono particolarmente utili nella fase di guarigione dei conflitti legati al mesoderma recente, dove possono rilevare cambiamenti nei muscoli e nei tendini sotto il controllo del cervello durante la fase attiva del conflitto.

- *Infiammazione e rigenerazione:* Le RM possono mostrare l'accumulo di liquidi o l'infiammazione negli organi in fase di guarigione, permettendo al professionista di monitorare il processo di rigenerazione senza interventi invasivi.

Conclusione: Metodi tradizionali come complemento nella NMG

Nella NMG, sebbene la diagnosi si concentri sui conflitti biologici e sulle fasi del conflitto, i metodi clinici tradizionali, come le analisi del sangue, le radiografie, le ecografie, le tomografie computerizzate e le risonanze magnetiche, rimangono utili come strumenti complementari.

Queste tecniche consentono di osservare gli effetti fisici dei conflitti biologici risolti e l'evoluzione degli organi durante la fase di guarigione. Tuttavia, invece di essere utilizzate per diagnosticare malattie, vengono impiegate per monitorare il processo di guarigione e garantire che il corpo stia avanzando correttamente verso il ripristino del suo equilibrio.

- **Importanza del monitoraggio diagnostico**

Il monitoraggio continuo dello stato del paziente durante la fase di guarigione è essenziale per garantire che il processo di recupero avanzi correttamente e per evitare malinterpretazioni dei sintomi. Questo monitoraggio non deve limitarsi agli aspetti fisici, ma deve includere anche lo stato emotivo del paziente, poiché il conflitto biologico sottostante è fondamentale per il processo di guarigione.

1. Monitoraggio continuo durante la fase di guarigione

Una volta risolto il conflitto emotivo (DHS), il corpo entra in una fase di guarigione, caratterizzata da processi di rigenerazione e riparazione dei tessuti colpiti. Tuttavia, questa fase può presentare sintomi fisici che, se non compresi correttamente, possono essere interpretati come segni di una malattia attiva anziché come parte del processo di guarigione.

- *A livello fisico:* La rigenerazione dei tessuti può provocare sintomi come dolore, infiammazione, febbre o accumulo di liquidi. È quindi cruciale un monitoraggio regolare con strumenti diagnostici come analisi del sangue, immagini (TAC, ecografie, RM) e altri metodi per verificare i progressi e confermare che i sintomi siano parte del processo di rigenerazione e non indicazioni di un nuovo problema.

- *A livello emotivo:* Sebbene il conflitto biologico sia stato risolto, è importante monitorare lo stato emotivo del paziente. Un nuovo stress emotivo o la riattivazione del conflitto possono interrompere il processo di guarigione o far tornare il paziente in una fase di conflitto attivo. Mantenere un approccio olistico al benessere emotivo e fornire supporto psicologico o terapie complementari è fondamentale per una guarigione completa.

2. Sintomi della rigenerazione dei tessuti e malinterpretazione nei diagnosi tradizionali

Durante la fase di guarigione, il processo di rigenerazione e riparazione dei tessuti può causare sintomi che, secondo un approccio tradizionale, potrebbero essere malinterpretati come nuove malattie o complicazioni, portando a trattamenti non necessari o interventi che interferiscono con il processo naturale di guarigione.

- *Infiammazione e dolore:* Durante la rigenerazione dei tessuti, i pazienti possono sperimentare infiammazione e dolore. Radiografie o ecografie possono rilevare ispessimenti del tessuto o accumuli di liquidi, interpretati erroneamente come tumori o infezioni. Tuttavia, tali manifestazioni sono segni positivi di recupero e richiedono osservazione e supporto piuttosto che interventi aggressivi.

- *Febbre e sintomi sistemici:* La febbre è un sintomo comune nella fase di guarigione. In medicina convenzionale, la febbre viene spesso trattata come un segnale di infezione attiva, mentre nella NMG è considerata una manifestazione del corpo che lavora per riparare i danni della fase di conflitto attivo. Questa febbre è parte del processo naturale di guarigione e non indica necessariamente una nuova malattia.

- *Nuovi esami diagnostici:* I risultati di esami diagnostici tradizionali durante la fase di guarigione possono mostrare anomalie che non rappresentano nuovi problemi ma riflettono la rigenerazione dei tessuti. Ad esempio, un aumento temporaneo dei marcatori infiammatori o dei globuli bianchi è una risposta immunitaria normale durante la guarigione, ma in un contesto diagnostico tradizionale potrebbe essere interpretato come segno di una nuova malattia o infezione.

3. L'approccio preventivo nella NMG

Il monitoraggio continuo ha anche un ruolo preventivo, poiché consente di individuare tempestivamente eventuali nuovi conflitti emotivi che potrebbero riattivare il processo di malattia. L'accento è posto sul benessere emotivo e sull'identificazione precoce dei conflitti biologici, al fine di prevenire ricadute o l'attivazione di nuovi conflitti che possano interrompere il processo di guarigione.

Capitolo 9: Trattamenti

I trattamenti si basano su una comprensione della relazione tra psiche, cervello e corpo, con un approccio focalizzato sulla risoluzione dei conflitti biologici che hanno originato la malattia. A differenza della medicina convenzionale, che spesso si concentra sull'eliminazione dei sintomi, l'approccio della NMG propone trattamenti orientati alla risoluzione emotiva e al sostegno del processo naturale di guarigione del corpo.

- **Trattamento del conflitto biologico**

Il punto di partenza è l'identificazione e la risoluzione del conflitto biologico (DHS). La malattia è il risultato di uno shock emotivo inaspettato. Pertanto, il trattamento deve mirare a risolvere questo conflitto emotivo affinché il corpo possa entrare nella fase di guarigione.

Identificazione del conflitto:
Il primo passo del trattamento consiste nell'aiutare il paziente a riconoscere e comprendere il conflitto emotivo che ha causato la malattia. Questo processo

può includere terapie di supporto psicologico o consultazioni con un professionista esperto in NMG, che aiuti il paziente a individuare il DHS.

Risoluzione emotiva:
Una volta identificato il conflitto, il trattamento si concentra sulla sua risoluzione emotiva. Questo può includere parlare del conflitto, trovare soluzioni pratiche o imparare a cambiare prospettiva sull'evento traumatico. La risoluzione emotiva è fondamentale affinché il corpo passi dalla fase attiva del conflitto alla fase di guarigione.

- **Accompagnamento durante la fase di guarigione**

Dopo aver risolto il conflitto, il corpo entra nella fase di guarigione, durante la quale si manifestano i sintomi fisici legati alla rigenerazione e riparazione dei tessuti interessati. Durante questa fase, è essenziale accompagnare il paziente e monitorare l'evoluzione del processo di guarigione.

Monitoraggio dei sintomi:
L'infiammazione, il dolore, la febbre e l'accumulo di liquidi possono essere manifestazioni della fase di guarigione. Il trattamento deve concentrarsi sull'aiutare il paziente a gestire questi sintomi in modo sicuro. In molti casi, si raccomanda di

utilizzare trattamenti non invasivi o naturali per alleviare il dolore o l'infiammazione, senza tuttavia interferire con il processo di guarigione.

Supporto emotivo continuo:
Durante questa fase, il paziente potrebbe continuare a necessitare di supporto emotivo. È fondamentale mantenere un ambiente sereno, evitare nuove situazioni di stress e garantire un contesto sicuro affinché il corpo completi il processo di guarigione. È inoltre essenziale che il paziente comprenda che questi sintomi rappresentano un segnale positivo di progresso curativo e non una ricaduta o un peggioramento della malattia.

- **Ruolo dei trattamenti medici convenzionali**

Sebbene la NMG adotti un approccio diverso nel trattamento delle malattie, non esclude completamente l'uso di trattamenti medici convenzionali in situazioni specifiche. Tuttavia, tali trattamenti devono essere applicati con cautela, tenendo sempre in considerazione il contesto della fase di guarigione in cui si trova il paziente.

Farmaci per alleviare i sintomi:
In alcuni casi, si possono utilizzare farmaci per alleviare sintomi gravi che interferiscono con la

qualità della vita del paziente, come il dolore o la febbre alta. Tuttavia, la NMG avverte che questi trattamenti devono essere usati con moderazione, poiché possono interferire con il processo naturale di guarigione.

Interventi chirurgici:
In casi estremi, quando il conflitto ha causato danni fisici gravi, come tumori di grandi dimensioni o problemi funzionali, può essere necessario un intervento chirurgico. Questi interventi devono essere attentamente valutati, e il paziente deve comprendere che la guarigione completa dipende dalla risoluzione del conflitto emotivo.

- **Trattamenti naturali e complementari**

Durante la fase di guarigione, molti pazienti ricorrono a metodi di trattamento naturali o complementari per supportare il processo di guarigione senza interferire con il corpo. Questi trattamenti possono includere:

Terapie di rilassamento:
Pratiche come yoga, meditazione o tecniche di respirazione aiutano a ridurre lo stress e a creare un ambiente mentale e fisico favorevole alla guarigione.

Dieta e nutrizione:
Mantenere una dieta equilibrata è essenziale durante il processo di guarigione. Si consiglia di evitare alimenti che possano causare ulteriore infiammazione e di privilegiare una dieta ricca di antiossidanti, frutta e verdura fresca, che favoriscano la rigenerazione cellulare.

Piante medicinali:
L'uso di erbe e piante medicinali può essere un'alternativa utile per alleviare sintomi come il dolore o l'infiammazione senza ricorrere ai farmaci convenzionali. Tuttavia, questi trattamenti devono essere supervisionati da un professionista qualificato per evitare interazioni avverse.

- **Evitare la riattivazione del conflitto**

Il rischio di ricaduta o di riattivare il conflitto originale è una preoccupazione importante nella NMG. Il trattamento deve includere strategie per evitare che il paziente si trovi nuovamente nelle stesse circostanze che hanno provocato il DHS.

Cambio di prospettiva:
Aiutare il paziente a cambiare il modo di interpretare certi eventi per evitare che scatenino un nuovo shock emotivo.

Sviluppo di strategie di gestione:
Insegnare al paziente nuovi modi per affrontare lo stress o i conflitti emotivi, al fine di prevenire nuovi DHS.

Capitolo 10: L'approccio terapeutico nella NMG

La NMG propone un approccio terapeutico incentrato sulla risoluzione dei conflitti emotivi alla base delle malattie. Questo approccio, basato sulle cinque leggi biologiche scoperte dal Dr. Ryke Geerd Hamer, mira a trattare le cause emotive che innescano i programmi biologici speciali (SBS), permettendo al corpo di entrare in una fase di guarigione naturale e consapevole.

- **Come lavorare sulla risoluzione dei conflitti emotivi**

Il primo passo in questo processo consiste nell'identificare lo shock biologico (DHS) che ha scatenato il conflitto. Un DHS è un evento inaspettato e traumatico che l'individuo non è stato in grado di risolvere al momento in cui si è verificato, portando il corpo ad avviare un SBS come risposta adattativa.

Una volta identificato il conflitto emotivo, il passo successivo è lavorare alla sua risoluzione. La risoluzione può richiedere diversi approcci, a seconda della natura del conflitto e della capacità dell'individuo di affrontarlo. Questo può includere modificare la percezione del conflitto, accettare emotivamente la situazione o mettere in pratica soluzioni pratiche che consentano di superare il conflitto in questione.

È essenziale che l'individuo comprenda che il suo corpo sta rispondendo in modo biologico e non "errato", il che aiuta a disattivare la carica emotiva associata al conflitto. Con la risoluzione del conflitto, il corpo può entrare nella fase di guarigione, in cui i sintomi, sebbene fastidiosi, fanno parte del processo di recupero.

- **Tecniche e approcci terapeutici raccomandati**

L'approccio terapeutico si integra con diverse tecniche psicologiche e terapeutiche che facilitano l'identificazione, l'elaborazione e la risoluzione dei conflitti emotivi che scatenano le risposte biologiche nel corpo. La NMG riconosce che ogni individuo vive ed elabora i conflitti in modo unico, motivo per cui è cruciale personalizzare il trattamento in base alle esigenze specifiche della persona.

1. Terapia Cognitivo-Comportamentale (TCC)

La Terapia Cognitivo-Comportamentale (TCC) è una delle terapie psicologiche più ampiamente utilizzate, basata sul principio che pensieri, emozioni e comportamenti sono interconnessi. La TCC può essere estremamente utile per aiutare il paziente a identificare schemi di pensiero negativi o distorti che perpetuano il conflitto emotivo.

Molti conflitti biologici sono legati a credenze profonde o percezioni che una persona ha su di sé, sul proprio ambiente o sulla propria vita in generale. La TCC lavora per sfidare e ristrutturare questi pensieri, permettendo al paziente di ridurre l'intensità del conflitto emotivo e di modificare il modo in cui lo vive.

Ad esempio, se una persona sta vivendo un conflitto di svalutazione di sé, la TCC può aiutarla a riconoscere i pensieri autocritici che alimentano questo conflitto e sostituirli con pensieri più equilibrati e costruttivi. Questo cambiamento nella percezione emotiva contribuisce significativamente alla risoluzione del conflitto, facilitando la transizione del corpo verso la fase di guarigione.

2. *Terapie basate sull'accettazione e sull'impegno (ACT)*

Le terapie basate sull'accettazione e sull'impegno (Acceptance and Commitment Therapy, ACT) si concentrano sull'idea che, invece di cercare di sopprimere o evitare emozioni dolorose, sia più utile accettarle come una parte naturale dell'esperienza umana. La lotta interna per evitare o reprimere i conflitti emotivi è una delle ragioni per cui i conflitti si aggravano e si traducono in sintomi fisici.

L'ACT promuove un approccio di accettazione nei confronti del conflitto, permettendo al paziente di riconoscere e processare le emozioni senza opporvisi. Invece di vedere il conflitto emotivo come qualcosa da eliminare, l'ACT incoraggia il paziente ad agire in modo coerente con i propri valori fondamentali, anche se il conflitto emotivo è ancora presente. Questo cambiamento di prospettiva aiuta a ridurre il peso emotivo del conflitto, favorendo la guarigione dall'interno.

Ad esempio, in un conflitto legato a una perdita o a una separazione, l'ACT può guidare il paziente verso l'accettazione del proprio dolore, aiutandolo a proseguire senza sentirsi intrappolato nella sofferenza. Accettando la realtà del conflitto, il paziente può disattivarne l'impatto biologico sul corpo.

3. Terapia narrativa

La terapia narrativa è un approccio terapeutico che permette al paziente di riformulare il suo rapporto con i conflitti raccontando la propria storia in modo da dare un significato alla sua esperienza. I conflitti biologici emergono quando un'esperienza emotiva viene percepita come troppo opprimente o traumatica per essere elaborata nel momento in cui si verifica. La terapia narrativa offre al paziente l'opportunità di riorganizzare la propria esperienza e reinterpretarla in modo da sentirsi protagonista anziché vittima degli eventi.

Questo approccio consente al paziente di distanziarsi dal conflitto emotivo e di osservarlo da una nuova prospettiva. Raccontando la propria storia in un modo che le conferisca un nuovo significato, il paziente può liberarsi del carico emotivo e risolvere il conflitto a livello biologico.

Ad esempio, una persona che ha vissuto una separazione dolorosa può utilizzare la terapia narrativa per dare un senso alla propria esperienza, permettendole di riconsiderare il conflitto in modo da disattivarlo emotivamente. Questa riformulazione può alleviare la pressione interna che il conflitto esercitava sul suo corpo.

4. Mindfulness e meditazione

Le pratiche di mindfulness e meditazione si sono dimostrate estremamente efficaci per ridurre lo stress, aumentare la consapevolezza di sé e promuovere il benessere emotivo. Queste pratiche rappresentano strumenti preziosi che possono aiutare il paziente a rimanere presente e consapevole delle proprie emozioni, senza lasciarsi trascinare da schemi reattivi di pensiero o comportamento.

Il mindfulness, che implica prestare attenzione in modo pieno e senza giudizio alle esperienze del momento presente, consente al paziente di osservare i propri pensieri ed emozioni senza esserne sopraffatto. Questo è cruciale per lavorare sulla risoluzione dei conflitti emotivi, poiché evita che il paziente rimanga intrappolato in un ciclo di evitamento o negazione.

La meditazione può integrare il mindfulness offrendo uno spazio tranquillo in cui il paziente può ridurre l'attività mentale e sviluppare una maggiore chiarezza sulla propria situazione emotiva. Inoltre, la meditazione è utile per regolare il sistema nervoso, aiutando a calmare gli effetti biologici dello stress associati ai conflitti non risolti.

Entrambe le tecniche permettono al paziente di distaccarsi dalla risposta automatica al conflitto e di osservare la situazione da una prospettiva più neutrale e compassionevole, facilitando così la guarigione emotiva e biologica.

5. Adattamento delle terapie alle esigenze dell'individuo

È importante sottolineare che ogni persona elabora i conflitti emotivi in modo diverso, motivo per cui è fondamentale adattare le terapie alle esigenze specifiche dell'individuo. Alcune persone possono trarre maggiore beneficio da un approccio cognitivo, mentre altre possono trovare più utile una tecnica basata sull'accettazione o sulla narrazione della propria esperienza.

Il terapeuta deve lavorare in modo collaborativo con il paziente per identificare quale approccio o combinazione di tecniche sia più appropriato per ogni caso. Inoltre, è essenziale rispettare il ritmo del paziente, assicurandosi che si senta al sicuro e capace di affrontare la risoluzione dei propri conflitti senza pressioni.

- **Il ruolo dell'autocomprensione e dell'empowerment del paziente**

Uno dei principi fondamentali della NMG è l'empowerment del paziente. La NMG promuove l'idea che le persone assumano un ruolo attivo nel proprio processo di guarigione, comprendendo le cause emotive della propria malattia e partecipando consapevolmente alla loro risoluzione.

L'autocomprensione è un elemento chiave in questo processo. Attraverso la riflessione e l'autoconoscenza, l'individuo può identificare i modelli emotivi e psicologici che hanno contribuito alla manifestazione dei suoi sintomi fisici. Comprendere che la malattia non è un'aggressione esterna, ma una risposta biologica a un conflitto emotivo, consente al paziente di prendere il controllo del proprio processo di guarigione.

L'empowerment del paziente implica anche lo sviluppo della capacità di affrontare i conflitti in modo più efficace in futuro, evitando la riattivazione degli SBS. Man mano che il paziente impara a identificare e gestire i conflitti emotivi in modo sano, riduce la probabilità che questi si trasformino in malattie fisiche.

- **Integrazione della NMG con altri approcci terapeutici**

Sebbene la NMG offra un approccio specifico per il trattamento delle malattie, può essere integrata con altri approcci terapeutici per fornire un trattamento più completo. In molti casi, le terapie convenzionali, come i trattamenti medici o farmacologici, possono essere necessarie per alleviare i sintomi fisici gravi durante la fase di guarigione.

La combinazione della NMG con terapie complementari, come l'agopuntura, l'omeopatia o la naturopatia, può essere benefica. Queste terapie possono supportare il processo di guarigione stimolando il sistema immunitario e alleviando i sintomi fisici senza interferire con il naturale processo di riparazione del corpo.

Inoltre, è essenziale che i professionisti della salute che integrano la NMG con altri approcci rispettino l'autonomia del paziente e il suo diritto a scegliere il trattamento che meglio si adatta alle sue esigenze. La NMG non si oppone alla medicina convenzionale, ma offre una visione complementare basata sulla comprensione biologica dei conflitti emotivi.

- **Applicazione delle cinque leggi biologiche nell'approccio terapeutico**

Le cinque leggi biologiche scoperte dal Dr. Hamer costituiscono la base dell'intero approccio terapeutico della NMG. Queste leggi permettono di comprendere lo sviluppo della malattia, dal momento in cui si verifica il DHS fino alla fase di guarigione.

Applicarle nel processo terapeutico significa guidare il paziente affinché comprenda come il suo conflitto emotivo abbia generato una risposta biologica specifica (SBS) e come i sintomi che sperimenta facciano parte di un ciclo di adattamento e guarigione.

Il professionista che segue la NMG deve accompagnare il paziente in ogni fase del processo, aiutandolo a capire in quale fase dell'SBS si trova e cosa aspettarsi nella fase di guarigione. Questa conoscenza consente al paziente di sentirsi più sicuro e meno ansioso rispetto ai sintomi che possono emergere durante il recupero.

Applicando le cinque leggi biologiche nella terapia, si sottolinea il ruolo centrale della psiche e del cervello nella regolazione del processo di guarigione. Il paziente impara a fidarsi del proprio corpo e della sua capacità di guarire, riconoscendo che i sintomi fisici sono parte di una risposta biologica progettata per ripristinare l'equilibrio naturale.

Capitolo 11: Critiche e controversie

In questo capitolo vengono esaminate sia le critiche mosse dalla comunità scientifica e medica, sia le ragioni che hanno portato alcuni a continuare a sostenere la NMG.

- **Fondamenti scientifici contestati**

La base teorica della NMG, che associa i conflitti emotivi all'insorgenza delle malattie, è stata ampiamente contestata dalla comunità scientifica. La teoria delle cinque leggi biologiche di Hamer, che spiega come uno shock emotivo (DHS) si manifesti nel cervello e influenzi gli organi, non è stata validata da studi clinici.

Critica principale:
Nessuno dei principi della NMG è stato dimostrato scientificamente né pubblicato su riviste sottoposte a revisione paritaria. La comunità scientifica continua a sostenere che le malattie, in particolare il cancro, abbiano cause multifattoriali, tra cui fattori genetici, ambientali e legati allo stile di vita.

Risposta dei sostenitori:
I sostenitori affermano che l'approccio olistico proposto da Hamer offre una comprensione più profonda della connessione mente-corpo, spesso trascurata dalla medicina convenzionale. Per alcuni, il valore della NMG risiede nella capacità di affrontare sia gli aspetti emotivi che fisici della malattia.

- **Rifiuto dei trattamenti medici convenzionali**

Uno degli aspetti più controversi della NMG è il rifiuto dei trattamenti medici convenzionali come la chemioterapia e la radioterapia. Hamer sosteneva che tali interventi fossero inutili e dannosi, poiché il corpo può guarire da solo se il conflitto emotivo sottostante viene risolto.

Critica principale:
I professionisti della salute hanno avvertito che rifiutare i trattamenti convenzionali può mettere in pericolo la vita dei pazienti. Sono stati documentati numerosi casi di persone che, seguendo la NMG, hanno abbandonato trattamenti medici efficaci e hanno subito gravi conseguenze, inclusi decessi prematuri.

Risposta dei sostenitori:
Per i sostenitori, la decisione di non sottoporsi a chemioterapia o radioterapia è una scelta personale. Ritengono che l'approccio della medicina convenzionale sia invasivo e spesso non consideri il benessere emotivo dei pazienti. Sostengono che i pazienti dovrebbero avere il diritto di scegliere quale approccio seguire, a condizione che siano adeguatamente informati.

- **Procedimenti legali e divieti**

La pratica della NMG è stata oggetto di divieti e azioni legali in diversi Paesi europei, a causa dei rischi che rappresenta per la salute pubblica. In Germania, Hamer perse la licenza medica nel 1986 e da allora ha affrontato numerose accuse di esercizio abusivo della professione medica.

Critica principale:
Le autorità sanitarie di Paesi come Francia, Spagna e Austria hanno emesso avvertimenti sulla NMG, sottolineando i rischi legati all'abbandono di trattamenti medici convenzionali a favore di un sistema privo di validazione scientifica.

Risposta dei sostenitori:
I sostenitori affermano che questi divieti siano il risultato di un sistema medico e legale influenzato

dagli interessi dell'industria farmaceutica. Ritengono che le persone dovrebbero avere il diritto di scegliere il trattamento da seguire senza interventi governativi, rispettando i diritti individuali.

- **Mancanza di verifiche scientifiche**

Fino ad oggi, nessuno studio sottoposto a revisione paritaria ha dimostrato la validità delle cinque leggi biologiche. Le teorie di Hamer non hanno ricevuto il sostegno della comunità scientifica, portando la NMG a essere considerata una pseudoscienza.

Critica principale:
La mancanza di prove scientifiche è uno dei motivi principali per cui la NMG è stata respinta dai sistemi sanitari ufficiali. Gli esperti insistono sul fatto che la medicina debba basarsi su ricerche controllate e riproducibili.

Risposta dei sostenitori:
Nonostante l'assenza di studi scientifici, i sostenitori credono che il sistema medico convenzionale sia chiuso all'esplorazione di approcci alternativi. Sottolineano l'importanza della connessione mente-corpo per comprendere la salute e il benessere.

- **Controversia etica**

Promuovere una terapia priva di solide evidenze scientifiche solleva un dilemma etico, specialmente nei confronti di pazienti gravemente malati. I critici hanno accusato i promotori della NMG di offrire false speranze.

Critica principale:
Medici e difensori dei diritti dei pazienti hanno messo in discussione l'etica di chi promuove la NMG, sostenendo che indurre i pazienti a rifiutare trattamenti comprovati possa mettere a rischio la loro vita.

Risposta dei sostenitori:
I sostenitori affermano che anche la medicina convenzionale pone dilemmi etici, sottoponendo i pazienti a trattamenti invasivi e costosi. La NMG, secondo loro, offre un approccio meno invasivo e più rispettoso del corpo.

- **Connessioni controverse con gruppi antisistema**

La NMG è stata associata a certi movimenti alternativi e teorie del complotto che vedono la medicina convenzionale come un "sistema corrotto" dominato da interessi finanziari. Questi movimenti sostengono che governi e grandi aziende farmaceutiche siano più interessati a mantenere un sistema redditizio piuttosto che a esplorare alternative che potrebbero sfidare i paradigmi medici attuali.

Critica principale:
Questa associazione con movimenti antisistema ha aumentato la diffidenza nei confronti della NMG, rendendo difficile considerarla un approccio serio e professionale. Il collegamento con teorie del complotto ha contribuito alla sua percezione negativa nei circoli scientifici e ha generato ulteriori controversie nell'opinione pubblica.

Risposta dei sostenitori:
I sostenitori ritengono che il rifiuto della medicina convenzionale verso questo approccio sia motivato da interessi finanziari. Credono che l'industria farmaceutica, profondamente radicata nel sistema medico, eviti di promuovere approcci alternativi che potrebbero giovare ai pazienti senza generare profitti da trattamenti farmacologici.

- **Conclusione**

La Nuova Medicina Germanica continua a essere un argomento profondamente controverso. Mentre i suoi critici la considerano una pseudoscienza pericolosa, i suoi sostenitori credono che offra un approccio integrale alla salute.

Capitolo 12: Il futuro della NMG

La Nuova Medicina Germanica, sviluppata dal dottor Ryke Geerd Hamer, ha suscitato un ampio dibattito sin dalla sua creazione, sia nel campo medico che nella società in generale. Nonostante le controversie, ha guadagnato sostenitori che credono fermamente nei suoi principi e nel suo approccio olistico alla salute.

- **<u>Espansione della NMG: Nuove comunità e seguaci</u>**

Nel corso degli anni, la NMG ha attratto sostenitori in tutto il mondo, persone in cerca di alternative alla medicina convenzionale. Questi seguaci si sentono attratti dall'approccio olistico che integra la connessione tra psiche, cervello e organi nello sviluppo delle malattie.

Comunità e movimenti:
In alcuni Paesi, si sono formate comunità che promuovono l'insegnamento della NMG, creando reti di supporto per chi desidera approfondire l'approccio di Hamer. Online, forum e social network hanno facilitato la diffusione delle sue idee, aiutando

a connettere persone interessate a una medicina alternativa più focalizzata sulla causa emotiva delle malattie.

Educazione e formazione:
In futuro, è probabile che i sostenitori cercheranno di formalizzare programmi educativi per formare terapeuti e professionisti della salute sui principi della NMG. Sebbene questo approccio rimanga controverso, la crescente domanda di medicina alternativa e approcci naturali potrebbe stimolare la creazione di programmi educativi informali o alternativi.

- **Sfide scientifiche e mediche**

Una delle sfide maggiori per la NMG è la mancanza di accettazione da parte della comunità medica convenzionale. I principi della NMG non sono stati convalidati scientificamente tramite studi controllati e replicabili, e molte delle sue affermazioni sono respinte dalla medicina basata sull'evidenza. Il futuro della NMG dipenderà dalla possibilità di condurre studi rigorosi che ne dimostrino l'efficacia e consentano una valutazione oggettiva.

Ricerca scientifica:
Un percorso potenziale verso la legittimazione della NMG sarebbe la realizzazione di studi clinici e

scientifici che convalidino o confutino i suoi principi. Fino ad oggi, non ci sono state sufficienti ricerche indipendenti a supporto delle sue affermazioni, il che ne ha limitato l'accettazione nella comunità medica. La creazione di studi etici e controllati, sebbene complessa, sarebbe fondamentale per la sua accettazione futura.

Critiche e controversie:
La NMG è stata oggetto di critiche significative, specialmente per la sua posizione contraria ai trattamenti medici convenzionali in casi gravi come il cancro. Negli anni, ci sono stati casi pubblici di pazienti che hanno rifiutato la chemioterapia e altri trattamenti convenzionali, con esiti fatali. Questo tipo di incidenti ha danneggiato la percezione pubblica della NMG, rappresentando un ostacolo significativo al suo sviluppo futuro.

- **Regolamentazione e sfide legali**

In molti paesi, le pratiche di medicina alternativa sono soggette a regolamentazione legale. La NMG, come medicina alternativa, si trova in una posizione delicata a causa delle controversie legate al suo approccio. In futuro, i suoi promotori potrebbero affrontare maggiori sfide legali se il metodo fosse considerato un rischio per la vita dei pazienti, in quanto ritarderebbe o sostituirebbe trattamenti convenzionali ritenuti necessari.

Leggi sulle pratiche mediche:
In diversi Paesi, i professionisti che praticano la NMG potrebbero essere soggetti a restrizioni o sanzioni se non rispettano le normative legali. È probabile che il dibattito legale sulla pratica della NMG continui, specialmente nei casi in cui si discuta se i professionisti stiano proteggendo adeguatamente i pazienti.

Etica medica:
Da un punto di vista etico, il futuro della NMG dipenderà da come verranno gestiti i casi in cui i pazienti scelgono di seguire questo approccio anziché i trattamenti convenzionali. La bioetica gioca un ruolo fondamentale nei sistemi sanitari, e la NMG dovrà dimostrare che il suo approccio è sicuro e non mette in pericolo la vita dei pazienti.

- **<u>Futuro della NMG come approccio complementare</u>**

Nonostante le controversie, la NMG potrebbe trovare spazio all'interno di un approccio più ampio di medicina integrativa o complementare. Ciò implicherebbe che i pazienti possano utilizzarla in combinazione con i trattamenti convenzionali, invece di scegliere esclusivamente uno dei due.

Medicina integrativa:
Nel contesto della medicina integrativa, i principi della NMG potrebbero essere utilizzati per aiutare i pazienti a comprendere meglio l'impatto emotivo sulla loro salute, pur continuando a seguire i trattamenti convenzionali necessari. In questo approccio, la NMG non sostituirebbe la medicina tradizionale, ma funzionerebbe come un complemento per supportare il benessere emotivo e mentale del paziente.

Terapie di supporto emotivo:
L'attenzione all'impatto dei conflitti emotivi sulla salute potrebbe ispirare terapie di supporto emotivo e psicologico già integrate in alcuni sistemi medici convenzionali. Psicoterapia, mindfulness e altri approcci che promuovono la connessione mente-corpo stanno acquisendo sempre più valore, e la NMG potrebbe trovare il suo spazio in questo contesto.

- **<u>Accettazione sociale e culturale</u>**

Il futuro della NMG dipenderà anche in gran parte dall'accettazione sociale. Sebbene abbia trovato sostenitori in alcune comunità, molte persone la considerano ancora una teoria marginale a causa del rifiuto da parte della medicina convenzionale. Tuttavia, l'interesse crescente per la medicina alternativa e gli approcci olistici alla salute potrebbe favorire una maggiore accettazione in determinati settori della società.

Cambiamento di percezione:
Man mano che sempre più persone cercano alternative agli approcci medici tradizionali, è possibile che la NMG trovi un terreno più fertile per l'accettazione sociale. L'aumento della medicina naturale e degli approcci di autocura potrebbe offrire opportunità di espansione.

- **La visione dei sostenitori della NMG**

I sostenitori vedono il futuro della NMG come un cambiamento paradigmatico nella comprensione della salute e della malattia. Secondo loro, rappresenta una visione più completa della salute, in cui corpo, mente ed emozioni sono profondamente interconnessi. Per questi sostenitori, il futuro della NMG risiede nell'integrazione di questo approccio nelle istituzioni mediche convenzionali, portando a un nuovo modo di comprendere e trattare le malattie.

FINE

Desidero esprimere il mio più sincero ringraziamento a tutti i lettori che hanno dedicato il loro tempo e la loro attenzione ad esplorare le profondità della Nuova Medicina Germanica attraverso questo libro. Il vostro interesse nel comprendere l'interconnessione tra mente, corpo e malattia rappresenta un passo prezioso verso una vita più piena e sana.

Spero che questo viaggio educativo sia stato arricchente per voi tanto quanto lo è stato per me scriverlo. Il mio desiderio è che i principi qui esposti vi ispirino ad approfondire ulteriormente il vostro benessere e a considerare il ruolo fondamentale che le emozioni giocano nella vostra salute.

Grazie per avermi accompagnato in questa esplorazione e per aver aperto la vostra mente a nuove possibilità. Vi auguro successo nel vostro percorso verso la salute e il benessere.

NOTA

Quest'opera è il risultato di un impegno personale di ricerca, raccolta e strutturazione di informazioni relative alla Nuova Medicina Germanica. Si è cercato di esporre i contenuti nel modo più accurato possibile, nei limiti delle conoscenze e delle risorse disponibili. Tuttavia, è importante sottolineare che la NMG non è riconosciuta né regolamentata ufficialmente dalle istituzioni sanitarie, e i contenuti di questo libro non sono stati revisionati da un professionista accreditato nella materia.

Poiché questo libro ha lo scopo di divulgare l'esistenza della NMG e offrire una visione introduttiva sull'argomento, potrebbe contenere errori o imprecisioni. Pertanto, le informazioni contenute non devono essere utilizzate come metodo di diagnosi o trattamento. Si raccomanda sempre di consultare un professionista sanitario qualificato per qualsiasi questione legata alla salute o alla malattia.

L'intenzione di questo libro è puramente informativa e motivazionale, con l'obiettivo di invitare il lettore a conoscere meglio questo approccio, a ricercare autonomamente e ad acquisire una comprensione più approfondita della salute.

Per maggiore chiarezza, è inclusa una dichiarazione di esclusione di responsabilità all'inizio del libro, che chiarisce i limiti dei contenuti e la responsabilità del lettore nella loro applicazione.

www.ingramcontent.com/pod-product-compliance
Lightning Source LLC
Chambersburg PA
CBHW071556220526
45469CB00003B/1038